Barbara Kamprad / Hans-Albrecht Pflästerer
Gewitter im Gehirn – Epilepsie

W0047206

Barbara Kamprad / Hans-Albrecht Pflästerer

Gewitter im Gehirn
Epilepsie

Wissen, behandeln,
mit der Krankheit leben

Kreuz

Die Deutsche Bibliothek – CIP-Einheitsaufnahme

Gewitter im Gehirn – Epilepsie: wissen, behandeln, mit der Krankheit leben / Barbara Kamprad; Hans-Albrecht Pflästerer. – 1. Aufl. –
Zürich: Kreuz-Verl., 1994
(Gelbe Reihe)
ISBN 3-268-00154-8
NE: Kamprad, Barbara; Pflästerer, Hans-Albrecht

1 2 3 4 5   98 97 96 95 94

© Kreuz Verlag AG Zürich 1994
Umschlaggestaltung: Atelier Reichert, Stuttgart
Autorenfoto B. Kamprad: Wolf Lämpe
Autorenfoto H.-A. Pflästerer: Peter Peitsch, Hamburg
Gesamtherstellung: Ebner Ulm
ISBN 3 268 00154 8

Inhalt

Danke schön!

Wenn dieses Buch erscheint, ist Anja hoffentlich immer noch anfallsfrei, Clemens vielleicht unterwegs zum Staatsexamen, Moritz befreit von den schweren Medikamenten, Johannes ein fröhliches Schulkind. Vier Leben, beschwert durch Variationen dieser Krankheit: Epilepsie. Wir haben ihre und andere Geschichten aufgeschrieben, um ähnlich Betroffenen und ihren Angehörigen Mut zu machen. Wir wollten auch zeigen, daß Beharrlichkeit nötig ist, um Wissen zu sammeln und Chancen der Linderung oder der Heilung herauszufinden.

Die hier geschilderten negativen Erfahrungen können anderen bei der Suche nach der richtigen Adresse für Rat und Hilfe vielleicht Umwege ersparen. Dies gilt vor allem für den sozialen Aspekt dieser Krankheit. So aufgeklärt dieses Jahrhundert sein mag – Epilepsie ist in den Köpfen der Allgemeinheit noch immer deren schwerste Form: Da stürzt ein Mensch wie vom Blitz gefällt zu Boden, zuckt wild, hat starre Augen und blutigen Schaum vorm Mund, verliert das Bewußtsein. So fahrlässig wie falsch wird Epilepsie noch immer als Geisteskrankheit diffamiert. Daß man trotz dieser Behinderung Auto fahren, Karriere machen, eine Familie gründen, gut und auch glücklich leben kann, ist kaum bekannt.

Für die Vermittlung von Namen und Adressen und für manchen Tip bei der Erkundung der Behandlungs- und Operationsmöglichkeiten danken wir Stefan Heiner vom Informationszentrum Epilepsie in Bielefeld. Daß wir über therapeutische Möglichkeiten in den neuen Bundesländern berichten können, ist das Verdienst von Professor Dieter Janz, dem Senior unter den Epileptologen. Sehr hilfsbereit waren die Kollegen in der Pressestelle der von Bodelschwinghschen Anstalten in Bethel, die für uns wieder und wieder ins Archiv griffen.

Gegen Vorurteile und gegen den Makel anzugehen, der den Epilepsien noch immer anhaftet, ist mühsam. Doch nichts kann Bewußtsein mehr wandeln als die Lebensgeschichten betroffener Menschen, die mit der heiligen, der scheußlichen Krankheit leben müssen oder mußten, die damit klarzukommen versuchen, die, wenn es sich um Eltern epilepsiekranker Kinder handelt, manchmal schier verzweifeln, immer aber ehrlich damit umgehen. Allen, die hier über ihre Erfahrungen mit der Krankheit und ihre Folgen reden und damit einen Beitrag zu mehr Verständnis und womöglich zur Verbesserung der Lebensqualität anderer Kranker leisten, widmen wir die folgenden Seiten.

Barbara Kamprad
und Hans-Albrecht Pflästerer

Die heilige Krankheit

Eine Einleitung

Epilepsie: Sokrates hat sie gehabt und Gajus Julius Cäsar, Alexander der Große und Zar Peter I., Wladimir Iljitsch Lenin, Niccolo Paganini und Hector Berlioz, Lord Byron, Gustave Flaubert, Guy de Maupassant und Fjodor Michailowitsch Dostojewski, Hermann Helmholtz, Alfred Nobel und Vincent van Gogh. Jeder Hundertste auf der Welt ist von ihr betroffen, macht ein Prozent der Bevölkerung in jedem Land, wie groß oder klein es auch sein mag. Daß sie eine Geisteskrankheit sei und die Intelligenz beschädige, gar zur Verblödung führe, ist so verbreitet, wie Vorurteile eben sind. Es ist falsch wie so vieles, was man über diese Krankheit zu wissen meint. Ein Gegenbeweis sind die Herren oben, die trotz ihrer Anfälle die Welt bewegten und unsterblich wurden: als Staatsmänner, Komponisten, Dichter, Wissenschaftler, Musiker oder Maler.

Rund 800 000 Männer, Frauen und Kinder in Deutschland haben eine Epilepsie. Ihre Zahl liegt damit höher als die der Zuckerkranken oder der Menschen mit Rheuma. Nimmt man den Kreis der Patienten hinzu, die nur unter Gelegenheitskrämpfen leiden, erhöht sich die Zahl der Betroffenen auf fünf Prozent. Weitere fünf Prozent zeigen eine erhöhte Bereitschaft (Disposition) zu epileptischen Anfällen. Jeder Zehnte erleidet im Lauf seines Lebens einen epileptischen Anfall oder mehrere Anfälle oder ist in erhöhtem Maß bedroht.

Ein Drittel aller Epilepsien beginnt im Schulalter, jeweils ein Sechstel in den ersten beiden Lebensjahren oder im späten Jugendlichenalter. Drei Viertel aller Epilepsien entwickeln sich in den ersten zwanzig Lebensjahren. Jeder kann unter bestimmten Voraussetzungen eine Epilepsie bekommen: durch Vergiftung, durch Sauerstoffmangel, nach einem Verkehrsunfall, nach einem Schlaganfall, durch Hirntumore. 50 000 Opfer des Straßenverkehrs bekommen jährlich Anfälle als Folge der Hirnschädigung.

»Die Epilepsie als eigenständige Krankheit ist seit Beginn der Historie verbürgt«, sagt der Direktor der Zürcher Epi-Klinik, Professor Meinrad Egli. »Das erstaunt nicht, ist doch der große Krampfanfall ein äußerst eindrückliches Ereignis. Es trifft den Menschen plötzlich, aus voller Gesundheit, er verliert die Sinne, krampft und schäumt. Der Anblick ist für jeden unvorbereiteten Beobachter furchterregend. Es ist verständlich, daß in früheren Zeiten die Epilepsie deshalb durch Einwirkung übernatürlicher Kräfte erklärt wurde. Auch heute noch ist die Stellung des Epilepsiepatienten in unserer Gesellschaft weitgehend durch Ablehnung gekennzeichnet. Dies läßt sich nur vor dem historischen Hintergrund verstehen. In der Epilepsiegeschichte spiegelt sich der immerwährende Kampf zwischen naturwissenschaftlich-rationaler und magisch-irrationaler Denkweise. Er ist zu jeder Zeit aktuell, auch heute. Zwar kämpfen wir nicht mehr gegen Hexenglauben und Dämonie, aber gegen erstarrte Schulmeinungen, überlieferte Dogmen und weltanschaulich bedingte Vorurteile.«

Die Leidensgeschichte der Anfallskranken hätte nicht sein müssen: Im fünften Jahrhundert vor Christus schrieb Hippokrates eine Abhandlung über Epilepsie. Sie wird darin als natürliche Krankheit bezeichnet, die ihren Ursprung im Gehirn hat. Hippokrates hatte zwar recht, aber es sollte doch 2000 Jahre dauern, bis seine These unbestritten war. Viel älter als die revolutionäre Betrachtensweise des griechischen Arztes aber ist die Diskriminierung: Im Kodex des babylonischen Königs Hamurabi aus dem Jahr 1700 vor Christus heißt es: »Wenn ein Bürger einen Sklaven kauft und vor Ablauf des Monats auch nur ein epileptischer Anfall ihn befällt, so gibt er ihn seinem Verkäufer zurück, und der Käufer nimmt das gezahlte Geld zurück.« Zu allen Zeiten war ein Anfall Zeichen für Besessenheit, für einen bösen Geist, für Dämonen. Wenn bei den alten Römern während einer Volksversammlung jemand im Anfall zu Boden stürzte, wurde diese verschoben.

Göttlich und heilig wurde diese Krankheit der ungezählten Namen genannt. Etikette, gegen die sich in einer Studie von Hansjörg Schneble, einem der leitenden Ärzte des Epilepsiezentrums Kork, diese nach dem »Corpus Hippocraticum« zitierte Polemik findet: »Diejenigen, die als erste diese Krankheit für heilig erklärt haben, waren Leute von dem Schlage, wie es auch jetzt Zauberer, Entsühner, Bettelpriester und Aufschneider gibt, die alle beanspruchen, besonders gottesfürchtig zu sein und mehr als andere zu wissen. Diese Menschen wählten die Gottheit als Deckmantel für ihre Hilflosigkeit; denn sie hatten nichts, mit dessen Anwendung sie helfen konnten; und damit ihre Unwissenheit nicht entdeckt würde, brachten sie auf, daß diese Krankheit heilig sei, und indem sie passende Gründe dafür hinzufügten, stellten sie die Behandlung ganz auf ihre eigene Sicherheit ab. So behandelten sie mit Entsühnungen und Besprechungen und verboten Bäder und viele Speisen, deren Genuß kranken Menschen unbekömmlich ist.«

Das Christentum ist an der jahrtausendealten Diskriminierung der Epilepsiekranken nicht schuldlos. Die neutestamentlichen Erzählungen vom Mondsüchtigen (die antike Medizin brachte epileptische Anfälle mit dem Mondwechsel in Verbindung) und vom Jungen mit dem sprachlosen Geist prägten die Meinung über Epilepsie mit. Besessenheit wurde als Schuld und Strafe angesehen, da der böse Geist nur leichtfertige und moralisch labile Menschen befallen könne. Der Kranke war verfemt, die bevorzugte Behandlung hieß Exorzismus. Bis ins Kirchenrecht wirkte die soziale Ächtung hinein: Ein Epileptiker durfte nicht zum Priester geweiht werden. Das gleiche galt für die Geistlichkeit im Judentum. »In der Renaissance«, so Meinrad Egli, »begann man freier über Magie, Besessenheit und Hexenglauben zu diskutieren. Viele Ärzte brachen mit den traditionellen Ansichten, besannen sich auf die Idee der Antike und kehrten zurück zum alten hippokratischen Ideal der Beobachtung. Magisches Denken war aber noch weit verbreitet. Man nahm an, daß Epileptiker prophetische Visionen haben könnten.

Manche glaubten auch, daß sie von sehr großer Intelligenz seien. Rondeletius schrieb 1592, daß Epilepsie in Florenz häufiger als in anderen Regionen vorkomme, weil die Gehirnsubstanz der Städter feiner und für alle Empfindungen empfänglicher sei. In der Öffentlichkeit jedoch galt die Epilepsie, wie im Mittelalter zuvor und in den Jahrhunderten danach, als scheußliche Krankheit. Zugleich war der Epilepsiekranke Gegenstand des Mitleids, ein armer Teufel, der nichts für seine Krankheit konnte und hilfsbedürftig war. Das mag dazu geführt haben, daß Bettler in jener Zeit epileptische Anfälle simulierten, um mehr Gaben zu bekommen. Als gegen Ende des 18. Jahrhunderts in vielen Ländern die allgemeine Wehrpflicht eingeführt wurde, waren gespielte epileptische Anfälle ein häufiges Mittel, sich dem Einrücken zu entziehen.«

Verbesserungen brachte die Aufklärung, erst recht das 19. Jahrhundert. Da allerdings wurden Epilepsien erneut in die Nähe der Geisteskrankheit gerückt. Jean Esquirol verlangte 1815 in Paris spezielle Abteilungen für die Epileptischen mit der Begründung, den Geisteskranken solle der Anblick der Anfälle erspart werden. Es war verbreiteter Glaube, daß das Zusehen bei einem Anfall schon genüge, um beim Betrachter eine Epilepsie auszulösen, und vor allem die Geisteskranken galten als besonders empfänglich.

Die Kranken wurden in jener Zeit fast ausschließlich in psychiatrischen Krankenhäusern untergebracht, und so spiegeln auch die Untersuchungsergebnisse die psychiatrische Sichtweise. Heftige Gemütsbewegungen, Angst und moralische Gründe wurden als Ursachen für Epilepsie angegeben. Auch emotionale und intellektuelle Eigenschaften wurden untersucht. Als Grundzug des Charakters wurde die Reizbarkeit der Kranken genannt, die durch das immerwährende Leiden gesteigert werde, zu einer Perversion in den Ideen und im Fühlen und am Ende zu schweren Veränderungen im

Körper führe. Der italienische Psychiater Cesaro Lombroso verglich den Charakter des Epileptikers einerseits mit dem eines Kriminellen, andererseits mit dem des Genies. Paul Samt, ein deutscher Psychiater, schrieb 1876: »Die armen Epileptischen, wie sie wohl in jeder Anstalt zu treffen sind, welche das Gebetbuch in der Tasche, den lieben Gott auf der Zunge, aber den Ausbund von Canaillerie im ganzen Leibe tragen.«

Der Durchbruch gelang John Hughlings Jackson in England. Er machte, mehr als 2000 Jahre nach Hippokrates, die Entdeckung, daß die Anfälle auf eine überschießende Entladung von Nervengewebe zurückzuführen sind. 1870 erschien in London sein Hauptwerk »A Study of Convulsions«, das mit den Sätzen beginnt: »Ein Krampfanfall ist lediglich Symptom und umfaßt nur eine gelegentliche, überschießende und ungeordnete Entladung von Nervengewebe auf Muskeln. Diese Entladung erfolgt in jeder möglichen Stärke, bei allen Arten von Krankheiten, in jedem Alter und unter unzähligen Umständen.« Jackson unterschied als erster exakt zwischen der organischen, »epileptogenen« Hirnschädigung und den Bedingungen, die zur Entladung dieses Herdes und einem Anfall führen. Jackson gilt als Begründer der modernen Epileptologie. Sie wurde durch zwei Ereignisse im 20. Jahrhundert vorangetrieben:

1912 wird Phenobarbital zur Epilepsiebehandlung eingeführt. Damit beginnt die moderne antiepileptische pharmazeutische Therapie. Und 1929 wird das Elektroencephalogramm verfügbar, die Aufzeichnung der Hirnaktionsverläufe, die eine wissenschaftlich haltbare Epilepsiediagnostik überhaupt erst möglich macht.

Enorm sind die Fortschritte in diesem Jahrhundert, verglichen mit den Jahrtausenden zuvor, in denen es so gut wie keine Hilfe für die Erkrankten, wohl aber Ausgrenzung, Hohn und soziale Ächtung gab. Inzwischen können mehr als zwei Drittel aller Epilepsiekranken durch Medikamente so eingestellt werden, daß sie anfallsfrei bleiben und ein normales Leben führen können. Bei rund zwanzig Prozent versagt jedes Präparat. Dennoch besteht für einen Teil von ihnen Hoffnung. Wenn der Herd im Temporallappen liegt, gibt es Chancen für einen operativen Eingriff, der zu Anfallsfreiheit führen kann.

Eine weitere Möglichkeit besteht in der Konditionierung, durch die man Anfälle unterbricht oder gar nicht erst ausbrechen läßt. Auch diese Erkenntnis ist nicht ganz neu. Um 150 nach Christus erkannte der griechische Arzt Aretaios von Kappadokien, daß fokale Anfälle durch bestimmte Manipulationen oder Verhaltensweisen verhindert werden können. Er schrieb: »In solchen Fällen, wo die epileptischen Anfälle in einem bestimmten Körperteil begannen, zerrten sie an diesem Teil, hielten ihn fest und zogen an ihm, mit dem Ergebnis, daß die Anfälle für einen Tag ausblieben.« Neunzehn Jahrhunderte später entdeckt die Medizin Aretaios neu.

Das furchterregende Bild »des Epileptikers«, der sich mit verdrehten Augen, zuckenden Gliedmaßen und Schaum vor dem Mund am Boden wälzt, wird wohl nicht so schnell aus den Köpfen verschwinden. Auch die Vorstellung, Epilepsien hätten etwas mit Geisteskrankheit zu tun, hält sich beharrlich. Dabei, so Meinrad Egli, »ist nur ein kleiner Teil der Patienten psychisch auffällig, es bestehen hirnorganische Funktionsstörungen gröberen Ausmaßes. Diese Patienten sind geistig behindert, nicht weil sie eine Epilepsie haben, sondern weil sie eine Hirnschädigung erlitten haben. Sie ist es, die zu einer Beeinträchtigung ihrer intellektuellen Leistungsfähigkeit geführt hat, vielleicht auch zu affektiven Störungen, Verhaltensauffälligkeiten oder neurologischen Ausfällen – und zusätzlich noch Anfälle verursacht. Vom Bild des schwer hirngeschädigten Patienten mit epileptischen Anfällen leitet sich zum Teil noch immer die heutige Vorstellung vom Epileptiker als einem psychisch auffälligen und intellektuell minderbegabten Menschen her. Dabei gibt es *den* Epileptiker nicht. Über die Hälfte der Epilepsiepatienten lebt unerkannt unter uns. Sie verheimlichen ihre Krankheit, weil sie sich vor dem Argwohn und dem Mißtrauen ihrer Mitmenschen fürchten. Es ist höchste Zeit, daß diesem unwürdigen Zustand ein Ende gesetzt wird.«

Während Diagnostik, Therapie, Operationsmöglichkeiten und Rehabilitation noch nie so gut und erfolgversprechend waren wie heute, dauert der »unwürdige Zustand« an. Deutungen wie »böser Geist« oder »gegengöttliche Macht« sind auch für aufgeklärte Leute noch nicht aus der Welt. »Ein menschenwürdiger Umgang mit der Epilepsie erscheint heute nur möglich, wenn wir von ihrer Deutung als Besessenheit Abstand nehmen«, schreibt der Heidelberger Theologe Wolfgang Huber in seiner Meditation über die neutestamentliche Geschichte vom anfallskranken Jungen. »Und das gilt nicht hier allein. Wir können chronische Krankheiten und dauerhafte Behinderungen nur dann in unser Leben integrieren, wenn wir aufhören, sie als Wirkungen böser Geister zu deuten. Die Menschenwürde von Kranken und Behinderten achten wir nur, wenn wir nicht länger behaupten, sie seien von allen guten Geistern verlassen und von bösen Geistern beherrscht.«

STEFAN HEINER

Die Sprache der Anfälle

Krankheitsbilder und Verlaufsformen von Epilepsie

Epilepsien und epileptische Anfälle haben ihre eigene Sprache. Ihr unvermitteltes Auftreten, ihr zuweilen dramatischer Ablauf, das Ausbleiben uns sinnvoll erscheinender Reaktionen einer Person im Anfall ängstigen und machen ratlos. Wenn wir sie nicht verstehen und auf ihre organische Ursache zurückführen können, verstärkt sich das Gefühl von Angst und Hilflosigkeit. Nun laufen aber epileptische Anfälle nach bestimmten Regeln ab. Sie sind in jenen Nervenzellverbänden des Gehirns gespeichert, in denen sich epileptische Übererregung ereignet. Die »Sprache« der Anfälle, die sich in Bewegungen, psychischen Reaktionen, Empfindungen und in deren vielfältiger Kombination ausdrücken kann, gehört so sehr zu unseren als normal geltenden Ausdrucksformen, daß der französische Epileptologe Henri Gastaut pointiert feststellen konnte: »Der außergewöhnliche Zug unseres Zentralnervensystems ist, daß es relativ selten epileptische Anfälle produziert, obwohl es alle dafür nötigen Eigenschaften besitzt.«

Ein genaues Beobachten ihrer äußeren Zeichen und das Durchschauen ihres gehirnorganischen Entstehens kann Anfällen das »Abnorme« nehmen. Der diagnostische Jargon, der sich allgemein zur Benennung und Typisierung epileptischer Anfälle durchgesetzt hat, erreicht – wenn auch nur unvollkommen – dieses Ziel. Er dient fachärztlicher und fachwissenschaftlicher Kommunikation. Bruchstückhaft und häufig

19

unverstanden wird er auch im Gespräch zwischen Arzt und Patient benutzt. Seine Begriffe gehören einer abstrakten Fachsprache an, die nur ausnahmsweise die Wirklichkeit epileptischer Vorgänge anschaulich macht.

Parallel zur diagnostischen Fachsprache lebt ein umgangssprachliches Reden über Epilepsie, das epileptische Anfälle und Zustände im indirekten Licht allgemeiner Unpäßlichkeit und Sonderlichkeit erscheinen läßt. Grund dafür ist nicht nur, daß Epilepsie zu den sozial gemiedenen Krankheiten gehört, über die man »nicht gern genauer spricht«. Viele Erscheinungsformen der Epilepsie werden besonders bei ihrem Ausbruch verkannt oder gar übersehen. Genaue Benennung des Vorgefallenen setzt präzise Beobachtung, aber auch Kenntnisse der Besonderheiten dieser Krankheit voraus.

So muß man wissen, daß die angebliche »Schreckhaftigkeit« eines Säuglings ebenso wie die »Tolpatschigkeit« eines Kleinkindes durch myoklonische Anfälle ausgelöst sein kann. Die »Tagträumerei« und Zerstreutheit eines Schulkindes mag in Wirklichkeit auf häufige Absencen zurückgehen. Die Verwirrtheitszustände eines Erwachsenen entspringen womöglich psychomotorischen Anfällen. Hinter den angeblichen Alpträumen einer Person können sich auch nächtliche Grand-mal-Anfälle verbergen.

Es hilft weder Betroffenen noch Betreuern, wenn »abnormes«, von den immer gleitenden Normen irgendwie abweichendes Verhalten nur mit erfahrungsleeren Fachausdrücken etikettiert wird. Für sich allein besagen diese wenig. Für Menschen, die nicht »vom Fach« sind, klingen sie zudem eher bedrohlich. Damit ärztliche Therapie und soziale Beherrschung einer Epilepsie zueinander finden, bedarf es klarer Begriffe, die krankhafte Entwicklung in ihrer realen Dimension und in ihren Folgen für alle Beteiligten abschätzbar machen.

Das sind Maximalforderungen an ein Sprechen über Epilepsie, die von keinem der benutzten ärztlichen und laienhaften Jargons eingelöst werden. Man erfüllt sie wohl am besten, wenn in Kenntnis elementarer Fachausdrücke die beobachteten Ereignisse so zutreffend wie möglich geschildert werden. Das Reden über Epilepsie verlangt ebensoviel wissenschaftlich angeleitete Klarheit im Ausdruck wie Lebensfülle durch Krankheitserfahrung. Über letztere verfügen direkt und indirekt Betroffene eher als Ärzte. Sie erleben meist mehr Anfälle als diese. Doch haben sie oft leider keinen Begriff von dem, was sie gesehen haben.

Der geltende diagnostische Jargon läßt streckenweise die Phasen seiner historischen Entstehung erkennen. Er ist widersprüchlich und unscharf, gemessen an neueren Erkenntnissen. So beruht die Bezeichnung Grand mal (für den generalisierten tonisch-klonischen Anfall) auf einer Einteilung der Anfallstypen aus dem vergangenen Jahrhundert. Der englische Epileptologe William Gowers unterschied Grand mal, Petit mal und hysterische Anfälle. Den tatsächlichen Erscheinungsformen der Anfälle und ihrer medizinischen beziehungsweise sozialen Schwere wird diese Einteilung nicht gerecht. Komplexfokale Anfälle etwa erscheinen weder in zeitlicher noch räumlicher Ausdehnung als jene kleinen Übel, als die sie immer noch bezeichnet werden.

Auch macht die traditionelle Einteilung der Epilepsien in *idiopathische, symptomatische und kryptogene* (unklarer Herkunft) kaum mehr Sinn. Vertiefte Erkenntnisse über Funktion und Funktionsstörungen des Gehirns haben näher an die Ursachen epileptischer Anfälle herangeführt und das Geheimnis vieler idiopathischer Epilepsien gelüftet. Idiopathisch, also nur aus sich selbst und durch sonst keine Ursache erklärbar, sind Epilepsien eben nur so lange, wie ihre Herkunft ungeklärt bleibt. Diese mag im genetischen Code, in Stoffwechselprozessen, in Reifungs- und Verschleißprozessen des Gehirns zu suchen sein.

Die üblich gewordene Einteilung epileptischer Anfälle und Krankheitsbilder (Syndrome) beruht auf Arbeitsergebnissen der Internationalen Liga gegen Epilepsie aus den Jahren 1969, 1981 und 1985. Es wurde damit eine international gültige diagnostische Sprache geschaffen. Ihre Systematik beruht wesentlich auf Anfallsbeschreibung einerseits – also der allen zugänglichen Sprache der Anfälle – und andererseits auf Erkennen der typischen Muster von »Spitzen und Wellen«, durch die sich epileptische Aktivität in der Gehirnschrift (dem EEG) bemerkbar macht. Das Lesen eines EEGs verlangt Fachkenntnisse, über die Betroffene und Betreuer ohne besondere Ausbildung im allgemeinen nicht verfügen.

Wie zweckvoll die geltende Klassifizierung epileptischer Anfälle auf die Bedürfnisse neurologisch geschulten Fachpersonals, der Festlegung medikamentöser Therapien und dem Informationsaustausch darüber zugeschnitten ist, wurde in jüngster Zeit deutlich. Die enormen diagnostischen Fortschritte, die im Zeichen der Epilepsiechirurgie erzielt wurden, haben ein verändertes Bedürfnis der Anfallsklassifizierungen und -benennungen mit sich gebracht.

Im Vordergrund der neuen Sprache über Anfälle steht das Bemühen, diese nach ihrem Entstehungsort – dem epileptogenen Herd oder Focus – zu klassifizieren. Der Epileptologe bezeichnet nach langwieriger präoperativer Diagnostik dem Neurochirurgen, der den eigentlichen Eingriff vornimmt, so genau wie möglich Ort und Umfang des Hirngewebes, das die Anfälle auslöst und das zu entfernen ist. Ein verwirrendes und scheinbar unbegreifliches Anfallsgeschehen wird sozusagen verortet. Die Anfallsbeobachtung und -beschreibung bekommt dabei ein besonderes Gewicht.

Wer muß über epileptische Anfälle Bescheid wissen?

Nicht immer wissen Menschen mit Epilepsie ausreichend Bescheid über die eigenen Anfälle und über die Natur epileptischer Anfälle allgemein. Oft erleben beziehungsweise erinnern sie diese nicht. Und mancher spricht nicht gern darüber. Dank der modernen Diagnosetechnik des TV-EEGs, das Videoaufnahmen der Anfälle mit der Gehirnstromableitung koppelt, kann sich heute jeder ein genaues Bild der eigenen Anfälle machen. Doch viele scheuen davor zurück, sich Videoaufnahmen anzusehen. Das ist verständlich. Es hilft aber weder dem Betroffenen noch seiner Umwelt, das rechte Maß an Vor- und Fürsorge bei Anfällen zu finden.

Klagen über Mißverständnisse und falsches Verhalten bei der Ersten Hilfe, die übrigens selten erforderlich ist, sind sicherlich berechtigt. Aber wo sollten sich Freunde und Helfer besser erkundigen können als bei denjenigen, die Anfälle bekommen? Werden sie da immer richtig beraten? Über die Anfälle Bescheid zu wissen ist also erste Pflicht des Betroffenen zur eigenen Sicherheit und Gesundheit. Wen nun sein Beruf häufig in Kontakt mit dem Publikum bringt, wer im Familien- oder Bekanntenkreis jemanden hat, der an Epilepsie leidet, den kann die Kenntnis verbreiteter Formen epileptischer Anfälle vor Verhaltensweisen und Einschätzungen bewahren, die ihn im nachhinein reuen könnten.

Unkenntnis hat bei vielen anderen Krankheiten nicht jene störenden und zuweilen zerstörerischen Folgen, wie dies bei Epilepsie der Fall ist. Hinderlich ist hier schon jenes Halbwissen, das sich beim Wort Epilepsie nur Hinstürzen, Starrwerden, Zucken, blutigen Schaum vor dem Mund, Atemstillstand – kurz, nur jenen Notfall vorstellen kann, der nach dem Rettungswagen schreit. Aufklärung über die wahren Dimensionen solcher Anfälle ist ein wesentlicher Bestandteil zur Verbesserung der Lebensqualität der Betroffenen. Öffentliche Kampagnen sind hilfreich. Sie ersetzen aber nicht erfahrene Selbstverständlichkeit im Umgang mit Epilepsie. Diese wird nur erreicht, wenn Betroffene und möglicherweise Beteiligte klar und unbefangen über Anfälle zu sprechen lernen.

Was sind epileptische Anfälle, und wann spricht man von Epilepsie?

Epileptische Anfälle beruhen auf Funktionsstörungen unseres Gehirns. Ein epileptischer Anfall kann vom Gehirn jedes Menschen (und auch vieler Tierarten) als Reaktion auf bestimmte Vorfälle produziert werden. Von epileptischen Anfällen spricht man, wenn sich unvermittelt und wiederholt bei einer Person ungewohnte körperliche und psychische Reaktionen zeigen und wenn dafür plötzlich im Gehirn auftretende und sich darin unkontrolliert ausbreitende elektrische Erregung von Nervenzellverbänden verantwortlich ist. Die Gestalt solcher Reaktionen hängt vom betroffenen Hirngewebe, vom Umfang der Ausbreitung und der zeitlichen Dauer solcher Funktionsstörungen des Gehirns ab. Ihre tieferen Ursachen und aktuellen Anlässe sind zahllos und individuell sehr verschieden.

Epileptische Anfälle sind nicht immer leicht zu erkennen. Sie sind zu unterscheiden von Anfällen, die im Verlauf andersartiger Funktionsstörungen auftreten können, von kurzen Ohnmachtsanfällen etwa, die durch Kreislaufstörungen hervorgerufen werden. Umgekehrt können epileptische Anfälle die Form auffälligen Verhaltens annehmen und verwechselt werden mit Trunkenheit, geistiger Verwirrtheit, ja zuweilen bewußt aggressivem Verhalten. Es gibt aber auch Anfallsformen wie Auren und kurze Absencen, die von der Umwelt praktisch nicht wahrgenommen werden.

Epilepsie liegt nur dann bei einer Person vor, wenn epileptische Anfälle wiederholt aufgetreten sind. Ein einzelner Anfall (Gelegenheitsanfall) begründet sie ebensowenig wie typische Auffälligkeiten in der Gehirnschrift (EEG), die häufig, jedoch nicht immer bei Menschen mit Epilepsie festzustellen sind. Deshalb wird aber auch umgekehrt bei einer Person unter Umständen die Diagnose Epilepsie gestellt, die epileptische Anfälle hat, ohne daß Auffälligkeiten in der Gehirnschrift anzutreffen sind und ohne daß organische Ursachen wie Veränderungen des Gehirns oder Hirntumore für das Auftreten von Anfällen verantwortlich zu machen wären. In solchen Fällen ist es allerdings nicht ausgeschlossen, daß die Anfälle pseudo-epileptischer Natur sind. Dabei handelt es sich zwar nicht um »gespielte« Anfälle im landläufigen Sinn. Doch gehen sie auf seelische, nicht auf organische Ursachen zurück. Sie müssen psychotherapeutisch behandelt werden. Die üblichen antiepileptischen Therapien – Medikamente, operativer Eingriff – sind darauf nicht anzuwenden.

Anfälle für sich genommen sind in der Regel für den betroffenen Menschen nicht gefährlich. Ein einzelner epileptischer Anfall zerstört im allgemeinen keine Gehirnzellen, wie häufig befürchtet wird. Und schließlich: Die meisten Menschen mit Epilepsie sind dank medikamentöser Therapien sowieso anfallsfrei.

Warum ist es wichtiger, epileptische Anfälle zu beschreiben, als sie mit einem Namen zu belegen?

Ohne Kenntnis des genauen Anfallsverlaufs, der bei einem Menschen zwar immer gleich, aber eben doch individuell ausfallen mag, läßt sich keine Epilepsie diagnostizieren. Eine Benennung der vorliegenden Epilepsieform (Syndrome) beziehungsweise der aufgetretenen Anfälle ersetzt darum keine genaue Beschreibung dessen, was wirklich vorgefallen ist. Sie bleibt für den behandelnden Arzt im Gespräch mit dem Betroffenen beziehungsweise mit dem Beobachter des Anfalls ebenso unbefriedigend wie für den Patienten, der die Erscheinungsformen seiner Krankheit anderen mitteilen möchte.

Darum sollten diejenigen, die Anfälle bekommen beziehungsweise beobachten, sie zuallererst nach Ablauf, Ort und Zeit, nach vorangegangenen Ereignissen (Auslösern) und nach dem auf den Anfall folgenden Befinden zu beschreiben versuchen. Das verlangt nicht nur genaues Beobachten, sondern schriftliches Festhalten der vielen Vorgänge, die mit einem Anfall zusammenhängen können. An eine fachterminologische Benennung des Anfallsgeschehens sollte man zuletzt denken.

Während ein Fachmann aus genauer Beschreibung die Bezeichnung meist problemlos ableiten kann, wird er sich anhand der reinen Benennung des Vorgefallenen kein klares Bild machen können. Er wird nicht einmal sicher sein können, ob das Bezeichnete wirklich vorgefallen ist.

Welche Hauptanfallstypen werden unterschieden?

Alle Anfallsformen werden definitorisch in zwei Klassen unterteilt: die generalisierten und die fokalen. Als generalisiert gelten Anfälle, die von beiden Gehirnhälften ausgehen. Als fokal werden jene Anfälle bezeichnet, für die Vorgänge in einem umschriebenen Bereich des Gehirns verantwortlich zu machen sind. Als äußeres Zeichen eines generalisierten Anfalls gilt, daß zeitgleich mit dem Anfallsbeginn Bewußtseinsverlust eintritt. Andernfalls handelt es sich um ein fokal ausgelöstes Geschehen.

In der Wirklichkeit bleibt jedoch das Kriterium Bewußtseinsverlust unscharf. Umgangssprachlich kann damit sekundenlanges Aussetzen und minutenlange Bewußtlosigkeit, dramatisch bewegter Kontrollverlust im Krampf, aber auch der Zustand völliger Unansprechbarkeit gemeint sein. Das Kriterium Bewußtseinsverlust ist im Grunde eine Abstraktion. Es dient als definitorische Marke, die Ordnung in die Lebensvielfalt der Anfälle bringt. Beim Sprechen über Anfälle wird Bewußtseinsverlust häufig mehr angenommen als wirklich erlebt beziehungsweise miterlebt. Der Neurologe wertet für eine sichere Antwort auf die Frage generalisiert oder fokal das EEG aus. In diesem Fall ist es eindeutiger als die Anfallsbeobachtung.

Generalisierte Anfälle

Die häufigste und bekannteste Form generalisierter Anfälle ist der *tonisch-klonische* Anfall, zumeist *Grand mal* genannt. Die betroffene Person stürzt – unter Umständen mit einem lauten Schrei – schwer zu Boden. Der anfänglichen Starre- und Versteifungsphase aller Gliedmaßen (tonische Phase) folgt eine längere Periode heftiger, mit ausklingendem Anfall langsamer werdender Zuckungen am ganzen Körper (klonische Phase). Der kurze Atemstillstand zu Beginn, der besonders das Blauwerden der Lippen verursachen kann, löst sich in prustendem, scharfem Atmen. Speichel tritt schaumartig aus dem Mund. Hat sich die betroffene Person bei Anfallbeginn auf die Zunge gebissen, was niemand verhindern kann, färbt sich dieser Schaum rot.

Die *Absence* verläuft, wenn sie vereinzelt auftritt, ganz unscheinbar. Der Blick der betroffenen Person wird unvermittelt für Sekunden starr. Sie hält in dem gerade Unternommenen inne, ist unansprechbar. So unvermittelt, wie der Blackout kam, ist er vorüber. Als sei nichts gewesen, womöglich mit einer Geste des Erstaunens oder der Entschuldigung für den Moment fehlender Präsenz, fährt die Person im Unternommenen fort.

Myoklonien sind kurze Zuckungen, die die Muskeln des ganzen Körpers oder auch nur Teile davon erfassen können. Ein myoklonischer Anfall kann sich in unvermittelt ruckartigen Vorwärtsbewegungen der Arme und des Kopfes äußern. Anfälle dieser Art wirken zuweilen, als habe die betroffene Person einen elektrischen Schlag verspürt. Automatisches Fallenlassen von Gegenständen kann die Folge sein.

Zubodenfallen kann durch verschiedene epileptische Anfälle ausgelöst werden. Zusammensinken oder Hinschlagen aus dem Stand und im Sitzen sind das einzige Kennzeichen *atonischer* Anfälle, die deswegen auch Sturzanfälle genannt werden. Die natürliche, unbewußte Anspannung der Muskeln, der wir unsere aufrechte Haltung verdanken, geht durch sie urplötzlich, unter Umständen nur für Sekunden, völlig verloren. Schwere Sturzverletzungen können die Folge sein.

Fokale Anfälle

Die Gestalt einfach *fokaler* Anfälle hängt vom Hirnareal ab, in dem die epileptische Überreaktion abläuft. Es kann sich dabei ebenso um das Zucken eines Körperteils oder um eine erzwungene Kopfwendung handeln wie um Körpergefühle (Kribbeln, Übelkeit, Magendrücken), sogar um eine Störung beziehungsweise Aktivierung intelligenter Fähigkeiten oder

Empfindungen (Ausfall der Sprache, Auftauchen innerer Bilder, aufsteigende Gedanken).

Einfach fokale Anfälle können als *Aura* ein komplexeres epileptisches Geschehen einleiten. Sie können die betroffene Person warnen, daß eine Phase nicht mehr zu kontrollierender Reaktionen heraufzieht. Auren werden darum oft nur als Vorzeichen (Prodromi) verstanden und gelten dann noch nicht als Anfall, was allerdings nicht korrekt ist.

Gehen einfach-fokale in *komplex-fokale* Anfälle über, tritt damit zwar keine den generalisierten Anfällen vergleichbare totale Bewußtlosigkeit, jedoch Umdämmerung und Unansprechbarkeit ein; Bewegungen und Reaktionen werden zuweilen traumwandlerisch. Komplex-fokale Anfälle werden wegen ihres Zusammenspiels von psychischen Regungen und Bewegungsäußerungen (Gestikulieren, Sprechen und Argumentieren, Nesteln, Gegenständerücken, Kleiderablegen) auch psychomotorische Anfälle genannt. Die nicht selten anhaltende und umfängliche Aktivität eines komplex-fokalen Anfalls hinterläßt im Gedächtnis der betroffenen Person zumeist keine Spuren.

Fokale Anfälle müssen sich also nicht auf begrenzte und gleichbleibende Reaktionen beschränken. Laut Definition bleibt bei ihnen das Bewußtsein erhalten. Doch können sie – wie man im Bemühen, die Abstraktion der entwicklungsfähigen Realität anzupassen, sagt – sich generalisieren, das heißt ausbreiten. Das Zucken kann sich von den Fingern über die Handfläche bis in den Nacken fortsetzen. Eine klar erfaßte Aura leitet womöglich die später nicht mehr erinnerte Verwirrtheit eines psychomotorischen Anfalls ein. Schließlich kann das epileptische Geschehen vom Herd (Fokus) in einer Gehirnhälfte ausgehen und sich über beide Gehirnhälften ausbreiten. In diesem Fall tritt ein sekundär generalisierter tonisch-klonischer Anfall ein.

Die störenden Folgen von Anfällen stehen häufig in keiner Beziehung zu ihrer Klassifizierung. Das fokal ausgelöste Handzucken kann die gleichen Folgen haben wie Myoklonien, die zu den generalisierten Anfällen zählen: Gegen-

28

stände entgleiten der Hand und gehen zu Bruch. Der komplex-fokale Anfall entrückt den Betroffenen unserem Eingreifen weit mehr als die nur Sekunden dauernde Absence. Eine Person, die nur nachts und womöglich höchst selten einen großen Krampfanfall bekommt, leidet darunter möglicherweise weniger als ein Schulkind, dessen Aufmerksamkeit durch häufig auftretende kleine Absencen gestört wird.

Bei Anfällen ist es wie bei Epilepsien: Es gibt *den* Anfall ebensowenig wie *den* Anfallskranken. Jeder Fall ist anders. Genaues Beobachten und behutsames Urteil machen es gerade Menschen, deren Anfälle fortbestehen, leichter, damit fertig zu werden.

Der Autor ist Leiter des Informationszentrums Epilepsie in Bielefeld

MEINRAD EGLI

Die Behandlung

Medikamente – Nebenwirkungen – Risiken

Die Behandlung einer Epilepsie besteht in der Regelung der Lebensführung; in medikamentöser (antiepileptischer) Therapie und in operativer Therapie.

Regelung der Lebensführung

Wichtig für alle Epilepsiepatienten ist ein regelmäßiger Schlaf-Wach-Rhythmus. Es geht nicht darum, möglichst viel zu schlafen, sondern um ein harmonisches Gleichgewicht zwischen aktiven und Erholungsphasen. Die Dauer der Nachtruhe richtet sich nach den individuellen Bedürfnissen, die von Mensch zu Mensch sehr unterschiedlich sind.

Zu den häufigsten Auslösefaktoren epileptischer Anfälle gehören der chronische Gebrauch von Genußmitteln und von Medikamenten. Patienten, die trotz antiepileptischer medikamentöser Behandlung nicht anfallsfrei werden, sollten Alkohol meiden. Bei medikamentös gut eingestellter Epilepsie ist eine völlige Abstinenz nicht erforderlich. Die häufige oder gar gewohnheitsmäßige Einnahme von Schmerzmitteln, Abführpillen und Schlaftabletten wirkt sich sehr ungünstig auf eine medikamentöse Epilepsietherapie aus. Ungelöste Probleme in der Familie und am Arbeitsplatz und chronische Konflikte können ebenfalls Grund dafür sein, daß die Anfälle medikamentös nicht zu kontrollieren sind.

31

Medikamentöse Epilepsiebehandlung

Die meisten Epilepsiepatienten werden bei fachgemäßer Behandlung anfallsfrei oder doch so weit geheilt, daß ihre Krankheit keine Behinderung mehr bedeutet. Unter antiepileptischer Behandlung werden im allgemeinen 50 Prozent anfallsfrei, bei 30 Prozent bessert sich das Befinden, bei 20 Prozent bleibt es gleich oder verschlechtert sich.

Die einzelnen Epilepsieformen lassen sich unterschiedlich gut behandeln. Die günstigste Prognose haben die generalisierten Epilepsien mit einer Anfallsfreiheit von 80 Prozent. Von den Patienten mit partieller (fokaler) Epilepsie werden unter medikamentöser Therapie 40 bis 50 Prozent anfallsfrei. Ungünstiger ist die Prognose bei den symptomatischen generalisierten Epilepsien, wozu vor allem die schweren Epilepsieformen des Kindesalters gehören, zum Beispiel das Lennox-Gastaut-Syndrom. Bei ihnen führt die Behandlung nur in 20 bis 30 Prozent zur Anfallsfreiheit.

Beginn der medikamentösen Epilepsiebehandlung

Die antiepileptische medikamentöse Behandlung ist eine Langzeittherapie, die meist über mehrere Jahre hin durchgeführt werden muß. Sie ist mit vielen Unannehmlichkeiten für den Patienten verbunden. Nebenwirkungen durch die Medikamente sind nicht selten. Vor dem Beginn einer Therapie müssen deshalb Vor- und Nachteile genau abgewogen werden. Dies ermöglicht eine umfassende neurologische Untersuchung.

Eine Therapie beginnt erst, wenn die Diagnose einer Epilepsie gesichert ist. Eine Epilepsie besteht dann, wenn chronisch rezidivierende Anfälle auftreten, ohne daß Auslösefaktoren bekannt sind. Ist erst ein Anfall aufgetreten, hängt es vom neurologischen und EEG-Befund ab, ob bereits behandelt oder noch zugewartet werden soll. Die Behandlung von Gelegenheitsanfällen – ausgelöst durch Schlafmangel, massiven Alkoholgenuß, chronischen Medikamentenmißbrauch, akute Infekte, bestimmte (therapeutisch indizierte) Medikamente, Hypoglykämie (Blutzuckerabfall) – ist nicht nur unnötig, sondern oft schädlich. Der Patient wiegt sich in Sicherheit und ist wenig motiviert zu meiden, was Anfälle provoziert. Tritt längere Zeit kein Anfall mehr auf, besteht die Gefahr, daß er die Antiepileptika von sich aus plötzlich absetzt, was zu einem Entzugsanfall führen kann. Dieser scheint die Epilepsiediagnose zu bekräftigen, die medikamentöse Therapie wird intensiviert.

Aufklärung des Patienten

Vor Beginn der Behandlung muß der Patient eingehend über die Diagnose, die möglichen sozialen Auswirkungen (zum Beispiel Fahrverbot) und die Notwendigkeit einer mehrjährigen Behandlung informiert werden. Falls dies unterbleibt, fehlt die wichtigste Grundlage für eine erfolgversprechende antiepileptische Langzeittherapie. Diese Information braucht Zeit. Eine einmalige Besprechung reicht häufig nicht aus. Viele Patienten wollen nicht wahrhaben, daß sie an einer Epilepsie leiden. Mit dieser Diagnose konfrontiert, nehmen sie die Informationen kaum auf. Es gelingt ihnen erst nach längerer Zeit, das Leiden zu akzeptieren. Eltern epilepsiekranker Kinder haben die gleichen Probleme.

Wahl des Medikaments

Die Wahl des Medikaments hängt von der Anfallsform beziehungsweise den Anfallsformen ab. Mit den sechs folgenden Mitteln, die als Antiepileptika erster Ordnung gelten, können fast alle Epilepsiepatienten behandelt werden: Phenobarbital (Markenname: Luminal), Primidon (Mysoline, Mylepsin), Phenytoin (Phenytoin, Antisacer, Epanutin, Dilantin), Carbamazepin (Tegretol, Timonil), Valproat, Valproinsäure (Depakine, Convulex), Ethosuximid (Suxinutin, Petinimid, Zarontin).

Die Medikamente müssen nach ärztlicher Vorschrift regelmäßig eingenommen werden. Es sollte versucht werden, stets mit einem Medikament auszukommen. In schwierigen Fällen muß man zusätzliche Mittel verabreichen. Eine Änderung der Medikation braucht den überlappenden Austausch nach schriftlichem Plan. Der Anfallskalender ist für die Behandlung ein unentbehrliches Hilfsmittel. Ärztliche Kontrollen und Laboruntersuchungen müssen in regelmäßigen Abständen durchgeführt werden, anfangs häufiger, später – bei gutem Verlauf – seltener. Auch bei problemlosem Verlauf ist eine Kontrolle im Jahr erforderlich.

Nebenwirkungen

Akut auftretende Nebenwirkungen sind entweder allergischer Natur oder die Folge einer zu hohen Dosierung. Allergische Erscheinungen äußern sich in Hautausschlägen und Juckreiz. Das auslösende Medikament muß sofort abgesetzt und durch ein anderes Mittel ersetzt werden. Nebenwirkungen, die eine zu hohe Dosis verursacht, sind bei den am häufigsten verwendeten Antiepileptika gleich: Schläfrigkeit, Konzentrationsmangel, Schwindel, unsicherer Gang, Übelkeit, Kopfschmerzen, unscharfes Sehen und Doppelbilder. Sie verschwinden prompt, wenn die Dosis reduziert wird.

Chronische Nebenwirkungen sind manchmal schwer zu erkennen, da sie langsam und schleichend einsetzen können. Gefährlich sind die Langzeitauswirkungen auf das Gehirn und dessen geistige Funktionen: Gedächtnisabnahme, vermehrte Müdigkeit, Abnahme der geistigen Regsamkeit, Verlust an Interesse. Diese Nebenwirkungen treten im allgemeinen nur dann auf, wenn mehrere Medikamente mit dämpfender Wirkung (Sedationseffekt) gleichzeitig und über längere Zeit gegeben werden müssen. Besonders gefährlich sind Phenobarbital, Primidon und die Benzodiazepine (Rivotril).

Chronische Nebenwirkungen im Bereich anderer Organe sind viel seltener und können durch regelmäßige ärztliche Kontrollen und Laboruntersuchungen leicht erkannt werden. Sie betreffen das blutbildende System des Knochenmarks, den Knochenaufbau, die peripheren Nerven und die Leber. Im allgemeinen sind diese Langzeitwirkungen leichter Natur; sie können sich nach Änderung der Medikation wieder zurückbilden. Als Nebenwirkung des Phenytoins kann sich das Zahnfleisch verdicken (Gingiva-Hyperplasie), was sich jedoch durch mindestens zweimaliges Zähneputzen am Tag vermeiden läßt.

Beendigung der medikamentösen Behandlung

Über eine Beendigung der medikamentösen Behandlung kann frühestens nach drei bis fünf anfallsfreien Jahren diskutiert werden. Die Medikamente müssen innerhalb von drei bis zwölf Wochen schrittweise unter EEG-Kontrolle abgesetzt werden. Die Beendigung der Therapie ist nicht problemlos, da – je nach Epilepsieform – bei fünf bis 50 Prozent der Patienten wieder Anfälle auftreten können.

Solche Rückfälle können durch erneute medikamentöse Behandlung zumeist leicht beherrscht werden. Das Absetzen der Medikamente muß mit jedem Patienten genau besprochen werden, wobei Vor- und Nachteile abzuwägen sind. Wenn ein Rückfall für den Patienten ein großes soziales Risiko bedeutet oder wenn er auf das Auto angewiesen ist, wird man mit der Beendigung der Therapie sehr zurückhaltend sein.

Therapieresistenz

Von Therapieresistenz spricht man, wenn die Anfälle medikamentös nicht beherrscht werden können. Bei solchen Patienten ist es wichtig, von Zeit zu Zeit die Gesamtsituation systematisch zu überdenken, was im Rahmen eines ein- oder mehrwöchigen Aufenthaltes in einem Epilepsiezentrum erfolgt. Dieser ermöglicht auch eine Anfallsaufzeichnung mittels Langzeit-EEG und Video sowie eine Überprüfung der Stoffwechselvorgänge, welche für die Umwandlung und Ausscheidung der Antiepileptika verantwortlich sind. In manchen Fällen von Therapieresistenz ist ein längerer Aufenthalt zur medikamentösen Einstellung erforderlich.

Schwangerschaft und Epilepsie

Bei einer Frau mit Epilepsie stellen sich im Hinblick auf eine Schwangerschaft folgende Fragen: Wird das Anfallsleiden durch die Schwangerschaft verschlimmert? Sind die während der Schwangerschaft auftretenden Anfälle für das Kind gefährlich? Wie groß ist die Gefahr von Mißbildungen? Wird die Epilepsie vererbt? Darf der Säugling gestillt werden?

Durch die Schwangerschaft ist keine Verschlimmerung der Epilepsie zu befürchten. Wenn die Anfälle vermehrt auftreten, ist dies häufig auf eine Medikamentenreduktion zurückzuführen, die von der Schwangeren aus Furcht vor einer Schädigung des Kindes vorgenommen wird. Auch nimmt die Medikamentenkonzentration im Verlauf der Schwangerschaft häufig ab. Sie sollte alle drei Monate bestimmt werden, um die Dosierung anzupassen.

Schwere Anfälle mit Krampferscheinungen können für das werdende Kind vor allem wegen des damit verbundenen kurzzeitigen Sauerstoffmangels gefährlich sein. Die Gefahr einer Schädigung durch wiederholte große Anfälle ist sicher höher als das durch die Antiepileptika bedingte Mißbildungsrisiko. Deshalb darf die antiepileptische Medikation während der Schwangerschaft nicht reduziert oder gar unterbrochen werden.

Die Meinungen zur Frage, ob Antiepileptika, die während der Schwangerschaft eingenommen werden, zu Mißbildungen führen, sind geteilt. Man weiß jedoch, daß bei Kindern von Epileptikern die Mißbildungsrate ungefähr zwei- bis dreimal, also zwei bis drei Prozent, höher ist als in der übrigen Bevölkerung. Daran sind nicht allein die Medikamente schuld. Auch bei Kindern von männlichen Epilepsiepatienten besteht ein etwas höheres Mißbildungsrisiko, selbst wenn die Mütter keine Epilepsie haben. Das Risiko einer Schädigung steigt mit der Anzahl der von der Mutter gleichzeitig eingenommenen Antiepileptika und der Höhe der Serumkonzentrationen. Generell ist die Angst vor Mißbildungen, von denen viele behoben oder behandelt werden können, zu groß.

Das Vererbungsrisiko hängt von der Form der Epilepsie des Vaters oder der Mutter ab. Es ist höher bei generalisierten Epilepsien. Wenn ein Elternteil betroffen ist, steigt das Krankheitsrisiko auf fünf bis zehn Prozent, je nachdem, ob in der Familie des Vaters oder der Mutter noch weitere Mitglieder an Epilepsie leiden. Es kann bis auf 20 Prozent ansteigen, wenn bei beiden Eltern eine Epilepsie vorliegt.

Die antiepileptischen Medikamente werden in die Muttermilch ausgeschieden, meist nur in einer geringen Konzentration, die sich auf den Säugling im allgemeinen nicht auswirkt. Probleme kann es geben, wenn die Mutter mit höheren Dosen von Primidon, Phenobarbital oder Benzodiazepinen (Rivotril) behandelt wird. Dies kann beim Kind zu Schläfrigkeit oder Trinkschwäche führen. Bei den allermeisten Müttern ist das Stillen aber unbedenklich.

Vier Epikliniken
im Porträt

Kolonie der Lebenskünstler

Das Epilepsiezentrum Bethel
bei Bielefeld

Über die von Bodelschwinghschen Anstalten im Bielefelder Stadtteil Gadderbaum gibt es Hunderte von Büchern und Dutzende von Filmen. Bethel ist in der ganzen Welt bekannt und hat einen guten Namen. Es ist die wohl größte Einrichtung dieser Art, und auch sie hat einmal ganz klein angefangen.

Ein Blick in die Chronik: Bielefelder Kaufleute erwerben 1866 den in Konkurs geratenen Bauernhof »Steinkampsche Stätte«. Sie haben beschlossen, eine Anstalt für Epileptische zu eröffnen. Der Gründungsbeschluß durch den vorbereitenden Ausschuß fällt ein Jahr später in einem Dortmunder Hotelzimmer. Dort wird auch über den zukünftigen Namen des Hauses nachgedacht: »Eben-Ezer«, Stein der Hilfe.

Am 14. Oktober 1867, Pastor und Hauslehrer sind schon da, ziehen drei Knaben ein. Im November folgt der erste Arzt. Anderthalb Jahre später beginnen vier Kaiserswerther Schwestern im Diakonissenhaus mit ihrer Arbeit. 1870 erscheint die Schrift »Über die Anstalt für Epileptische zu Bielefeld. Öffentliche Erklärung und Antwort auf gegen dieselbe gerichtete Angriffe«. Dann ist Krieg. Die drei Wärter von »Eben-Ezer« werden eingezogen. 1871 wird der Grundstein zum Haus »Bethel« gelegt, Pastor Friedrich von Bodelschwingh wird zum Leiter der Anstalt berufen. 1874 wird die Anstalt laut Beschluß des Verwaltungsrates »Bethel« genannt. Jahr um Jahr wird gebaut, immer mehr Arbeitsbereiche werden eröffnet – in der Landwirtschaft, in der Schuhmacherei, der Buchbinderei, der Bäckerei, der Ziegelei.

Ende 1879 bekommt Bethel eine Wasserleitung. Im Jahr

1880 vermerkt die Chronik: »Hilferufe aus allen Teilen der Welt, da Bethel die fast einzige Zufluchtsstätte für Epileptische ist. So entstehen noch andere kleine Anstalten, unter anderem Rotenburg, Tabor bei Stettin, Karlshof in Ostpreußen.«

1882 wird die Arbeiterkolonie Wilhelmsdorf gegründet: 16 epileptische Männer richten den ersten von drei erworbenen Höfen her. Zu ihnen gehören 500 Morgen Senneboden. Vater Bodelschwingh berichtet, zwischen März und September habe man 15 Zentner Bromkali in etwa 4000 dispensierten Pulvern versandt. Von 80 000 Epileptikern befänden sich 2000 in Anstalten. Nicht bei allen sei ein stationärer Aufenthalt notwendig, deshalb erfolgten Versand und Behandlung außerhalb.

1882 entsteht die Briefmarkenstelle, 1883 wird der Grundstein zur Zionskirche durch Kronprinz Friedrich Wilhelm gelegt. In diesem Jahr leben in Bethel 900 Kranke und Pflegepersonal. 1886 wird Vater Bodelschwinghs Arbeitszimmer mit einem Telefon ausgestattet. 1887 beginnt die »Bethel-Mission« in Daressalam. Unter dem Jahr 1895 ist als einziges bedeutsames Ereignis vermerkt: »Elektrisches Licht in der Anstalt und einige Gaslaternen (brannten nicht bei Mondschein). Drei Mark Strafe zugunsten der Mission wegen drei brennender Lampen in einem Speisesaal, in welchem nur drei Personen saßen.«

1896 wird eine Badeanstalt gebaut und ein Friseursalon eröffnet. 1897 kommt das Kaiserpaar nach Bethel. Im Zionswald versammeln sich 2000 Bläser, 10 000 Sänger und 20 000 Gäste.

Zur Jahrhundertwende verzeichnet Bethel 1625 Kranke. Im Juli 1900 werden sieben Angehörige der Nazareth-Bruderschaft für ein Lazarettschiff des Roten Kreuzes nach China abgeordnet, wo der Boxer-Aufstand tobt.

1909 leben schon 4000 »Pflegebefohlene« in Bethel. 1910 stirbt Vater Bodelschwingh, Sohn Fritz wird sein Nachfolger. Im Ersten Weltkrieg sterben 429 Bewohner an Unterernährung. Bis Kriegsende 1918 gibt es in Bethel 30 Lazarettstationen.

Im Mai 1933 wird Fritz von Bodelschwingh Reichsbischof. Keine vier Wochen später tritt er aus Protest gegen die Deutschen Christen von diesem Amt zurück. 1939 schließt die Geheime Staatspolizei Bethels Theologische Schule. Sowohl Fritz von Bodelschwingh (Bethel) als auch Pastor Paul Gerhard Braune aus Lobetal nahe Berlin erreichen – Braune trotz zwischenzeitlicher Inhaftierung durch die Gestapo – durch geschicktes Intervenieren, Taktieren, Auseinanderdividieren, Konfrontieren und durch Verzögerungstaktik, daß für Bethel und einige angeschlossene Einrichtungen die Fragebogenaktionen mit anschließendem Vernichtungsabtransport nicht durchgeführt werden. Freilich reicht der Einfluß nicht so weit, daß das gesamte Tötungsprogramm »unwertes Leben« im Gesamtreich hätte gestoppt werden können. Es gelingt auch nicht, die Verlegung einer ganz anderen Gruppe zu verhindern: »Volljuden deutscher oder polnischer Staatsangehörigkeit sowie staatenloser Volljuden«. Durch anderweitige Unterbringung oder Zuweisung zu Angehörigen können wenigstens einige Pfleglinge gerettet werden.

Bis Kriegsende 1945 erfolgen elf Luftangriffe auf Bethel, es fallen 25 000 Brand- und 70 Sprengbomben. Über hundert Häuser werden getroffen, fünfzehn völlig zerstört, 1100 Pflegeplätze gehen verloren, 58 Tote sind zu beklagen, 519 Mitglieder der Zionsgemeinde sind gefallen oder gestorben.

Zwischen 1945 und 1950 erreichen Tausende von Anfragen nach vermißten Angehörigen Bethel. Es richtet als erste Organisation dieser Art den »Suchdienst Bethel« mit 80 Mitarbeiterinnen und Mitarbeitern ein. Ende 1950 enthält die Kartei drei Millionen Namen.

1957 wird Friedrich von Bodelschwingh, ein Enkel des ersten Leiters, sein Nach-Nachfolger.

1961 beginnt in Bethel der zivile Ersatzdienst.

1964 haben die von Bodelschwinghschen Anstalten 8600 Betten, 2000 für Anfallskranke, die Klinik Mara, die Krankenhäuser Nebo und Dothan und 35 Pflegehäuser in Bethel und Eckardtsheim. 1966 beginnen 26 Schwestern aus Südkorea ihre Ausbildung als Krankenschwestern im Gemeindedienst, sie finden in Bethel Kolleginnen aus Griechenland, Finnland, Spanien und Ungarn vor. Ab 1973 verfügt Bethel über eine eigene Krankenpflegeschule. 1992 feiert Bethel, was Haus Gottes heißt, 125. Geburtstag.

Aus dem Haus ist inzwischen eine kleine Stadt geworden. Der lippische Landessuperintendent Ako Haarbeck beglückwünscht sie als »Kolonie der Lebenskünstler«. In 112 Einrichtungen am Ort selbst oder außerhalb leben rund 6000 Menschen, die gepflegt werden, wohnen, arbeiten oder eine Ausbildung erhalten. Bethel ist mit die älteste Anstalt ihrer Art. Seit 1991 ist es im Bereich der Epilepsiechirurgie auch die modernste – in Kooperation mit Cleveland/Ohio. Das ist nun eine besonders ausgefallene Geschichte.

Schon vor dem Zweiten Weltkrieg gibt es transatlantische Kooperationen zwischen deutschen und amerikanischen Ärzten im Spezialfach Epilepsiechirurgie. Nach 1945 werden sie nicht wiederaufgenommen. In den USA geht die Entwicklung im epilepsiechirurgischen Bereich zügig voran, in Deutschland setzt man auf den pharmakologischen Fortschritt, hält Operationen auch lange Zeit für zu riskant. Wenn denn ein Eingriff unabdingbar wird, überweisen die Ärzte ihre Patienten an die Kollegen in Zürich.

Der jetzige ärztliche Leiter, Professor Peter Wolf, nimmt den Gedanken zur Kooperation auf und treibt diese konkret voran. 1988 entscheidet das Land Nordrhein-Westfalen, das geplante epilepsiechirurgische Zentrum in Bethel zu installieren und mit einem Festbetrag von 10,78 Millionen Mark zu unterstützen. Ebenso wichtig wie die finanzielle Hilfe ist den Ärzten in Bethel das Fachwissen, höchste Professionalität soll herrschen. Eine Vorbereitungsgruppe bereist europäische und amerikanische Zentren, unter anderem auch die Cleveland Clinic Foundation in Ohio. Hier begegnet ihr der Mann, der in Bethel die Weichen stellen wird: der deutschchilenische Neurologe Hans Lüders.

Lüders, mit zweifachem Doktortitel und Habilitation, will als junger Mann Missionsarzt bei Albert Schweitzer in Lambarene werden. 1940 in Santiago de Chile geboren, studiert er nach dem Abitur an der katholischen Universität der Landeshauptstadt Medizin. Als er fertig ist, lebt Albert Schweitzer nicht mehr. Dennoch will Lüders, mit einer Krankenschwester verheiratet, in ein medizinisch unterentwickeltes Land gehen. Es wird Japan. An der Kyushu-Universität in Fukuoka promoviert Lüders. Nach vier Jahren in einem Land, das auch in der Medizin Weltspitze werden möchte, wechselt das Ehepaar Lüders in die USA. Lüders hat Neurologie als Fachgebiet gewählt. An der Mayo-Klinik in Minnesota wird er Facharzt in Neurophysiologie und EEG-Spezialist. Er ist Wissenschaftler und steht dennoch in persönlichem Kontakt zu seinen Patienten. Von ihnen sieht er insbesondere die Hirnströme im Elektroenzephalogramm. Er sieht auch die elektrischen Entladungen bei epileptischen Anfällen – Krankheitssymptome, aber keine erkennbare Ursache.

Schon damals, Anfang der siebziger Jahre, schwebt Lüders vor, Epilepsien durch neurochirurgische Eingriffe zu kurieren. Nicht zuletzt deshalb geht er von Minnesota nach New York an das Neurologische Institut des Columbia Hospitals, das über eine Epilepsie-Abteilung und mit Eli Goldensohn als Chef über einen Epileptologen von Rang verfügt. In Goldensohn findet Lüders mit seinen Chirurgieplänen allerdings keinen Mitstreiter; sein Vorgesetzter läßt ihn nachsichtig gewähren und lächelt über ihn. Aber Lüders läßt nicht locker. Er eignet sich alles an, was er für die präoperative Diagnostik braucht – zunächst intensive Oberflächenableitungen, um die Epilepsieherde im Gehirn zu finden, ergänzt durch invasive Diagnostik. Dazu muß Lüders unter der Schädeldecke messen, will aber nicht schon bei der Untersuchung des Gehirns einen schweren chirurgischen Eingriff als Voraussetzung vornehmen. Er braucht invasive Elektroden, die man leicht einstechen kann. Die entwickelt er mit einem Techniker zusammen zu »Strips« mit jeweils vier Elektroden. Sie werden als Platte aufs Gehirn gelegt.

1978 geht Lüders an eine der größten Kliniken der USA, an die Cleveland Clinic Foundation, er wird dort leitender Arzt der EEG-Abteilung. Diesmal hat er einen Chef, der zwar

skeptisch ist, ihn aber dennoch beim Aufbau eines epilepsiechirurgischen Zentrums unterstützt. Schon ein halbes Jahr
später wird ein junges Mädchen erfolgreich operiert. Zusätzlich zur intensiven Oberflächenableitung waren ihm sphe-
noidale Elektroden durch die Schläfenknochen bis zu dem
Temporallappen eingestochen worden. Und nur bei Herden
im Temporallappen, das weiß Lüders nun, ist mit dieser begrenzten Diagnostik Heilung durch Operation erreichbar.
Bei komplizierteren Epilepsien braucht man spezielle Tiefen-
elektroden. Lüders und die Techniker in Cleveland entwik-
keln darüber hinaus die »Strips« aus New Yorker Zeit weiter,
Plättchen mit schließlich acht mal acht Elektroden. Allerdings ist für ihre Plazierung auf dem Gehirn ein großer Eingriff mit Schädelöffnung nötig. Schließlich entwickelt Lüders
»Pegs«, Pfropfen oder Pilzelektroden, mit deren Hilfe die
Elektroden durch die knöcherne Schädeldecke eingeführt
werden, bis sie außerhalb der harten Hirnhaut aufliegen und
das Hirngewebe selbst nicht verletzen. Zusätzlich übernimmt
Lüders die Methode des Zürcher Kollegen Heinz-Gregor
Wieser, der die Elektroden durch die natürliche Öffnung der
Schädelknochen für den Trigeminusnerv ins Gehirn führt
und einen chirurgischen Eingriff damit überflüssig macht.

1983 wird Richard C. Burgess, Arzt und Physiker, Direktor
des EDV-Programms der Neurologie in Cleveland. Er stellt
den Computer in den Dienst der Diagnostik. Dennoch billigt
Lüders dem elektronischen Kompagnon nur eine Helferrolle
zu. Er kann aufzeichnen, digitalisieren, speichern, Anfallsver-
läufe registrieren und beliebig oft wiederholen; das menschli-
che Auge und das medizinische Fachwissen kann er nicht ersetzen. Doch verliert Lüders sein Ziel nicht aus den Augen,
die elektronische Datenverarbeitung direkt für die Diagnostik einzusetzen.

Hans Lüders ist inzwischen leitender Arzt des Epilepsiebe-
reichs im neurologischen Department geworden. Ihn trifft
der Betheler Kollege Professor Peter Wolf auf einer der Reisen seiner Vorbereitungsgruppe in die verschiedenen Zentren. Wolf ist von Lüders und seinem 80köpfigen Mitarbei-

terstab tief beeindruckt. Bei einem Kongreß fragt er ihn, ob man in der Epilepsiechirurgie nicht zusammenarbeiten könne. Lüders hält die Jetterei zwischen zwei Erdteilen für utopisch. Er beantwortet Wolfs Frage mit Forderungen, die er sehr hoch ansetzt in der Annahme, Bethel würde davor kapitulieren. Aber Wolf geht auf die Bedingungen ein. Zu ihnen gehört, daß in Bethel genau das gleiche Programm ablaufen muß wie in Cleveland, um die Daten austauschen zu können – je mehr Daten, desto mehr Wissen, desto sicherer die Methode.

Einen finanziellen Nutzeffekt sollte das Parallelprogramm auch haben: Bei der sehr teuren Hochtechnik muß alles speziell angefertigt werden. Zweifachanwendung verringert die Entwicklungskosten.

Im Juli 1988 wird der Kooperationsvertrag zwischen Cleveland und Bethel unterschrieben. Nach fünfzig Jahren Pause gibt es wieder eine transatlantische Zusammenarbeit im Bereich der Epilepsiechirurgie. Hans Lüders wird Koordinator des gemeinsamen Programms und leitender Arzt am Epilepsiezentrum Bethel für die präoperative Diagnostik. Seinen Posten in Cleveland behält er bei. Drei Jahre lang wird in Bethel auf- und umgebaut. Ärzte, EEG-Assistentinnen, Psychologen, Pflegepersonal und Ingenieure werden in Cleveland aus- und weitergebildet. Im Gegenzug helfen Mediziner und Techniker aus Ohio bei der Errichtung des Parallelprogramms in Bethel.

Zwölf Betten hat die präoperative Station der Epilepsieklinik Mara. Sie wird von zwei leitenden und zwei Assistenzärzten versorgt. Jeweils vier Stellen sind das Nahziel. Zur Crew gehören eine Psychiaterin, ein Neuropsychologe und ein Medizinsoziologe für die Rehabilitationsabteilung (siehe: Eine Hoffnung namens Mara, Seite 165). Hinzu kommen zwei Nurse Clinicians, so etwas wie Ambulanzschwestern oder -pfleger, Bindeglieder zwischen Klinik und Patient mit der zusätzlichen Funktion von Sozialarbeitern. Für die zwölf Patienten stehen 15 Personen im Pflegeteam sowie 15 EEG-Assistentinnen und -Assistenten zur Verfügung. Dazu addiert sich die medizinisch-technische Datenverarbeitung mit sieben Personen unter dem vietnamesischen Ingenieur Anh Vuong. Die leitenden Ärzte sind die Neurologen Alois Ebner und Soheyl Noachtar sowie die Neuropädiater Ingrid Tuxhorn und Hans Holthausen, die sich alle in Cleveland auf ihre Aufgabe vorbereitet haben.

Ob sich der gewaltige Aufwand an Technologie und Personal lohnt? Eine erste Antwort gibt dieses Buch. Clemens und Moritz wurden in Bethel operiert.

»Wir lassen uns mahnen, das Leben zu achten«

Das Epilepsiezentrum Kork bei Kehl

Das sind Zeiten! Als am 30. November 1892 die »Heil- und Pflegeanstalt für epileptische Kinder« eingeweiht wird, verleiht Großherzogin Luise dem Ereignis Glanz. Und ihr Mann, Seine Königliche Hoheit, der Großherzog, »haben mit Allerhöchster Staatsministerial-Entschließung auf den unterthänigsten Vortrag des Ministeriums des Innern gnädigst geruht, dem Verein ›Anstalt für epileptische Kinder im Großherzogthum Baden‹ auf Grund der vorgelegten Statuten Körperschaftsrechte zu verleihen«. Das Großherzogliche Staatsministerium residierte damals im Schloß auf der Mainau. Kork lag nicht ganz so hübsch, und als Grenzstadt war Kehl, zu dem Kork heute gehört, in Sichtweite des Erzfeindes Frankreich.

Wie alle damals gegründeten Anstalten für Epileptische wurde auch Kork bald von Anfragen überhäuft – und mußte bauen. Die Zeit war nicht nur reif für einen anderen Umgang mit Anfallskranken, das Leiden wurde nun auch medizinisch untersucht. Heute, hundert Jahre später, werden die Anfälle besser denn je medikamentös behandelt. Und in Kork wird immer noch geplant. Bis zur Jahrtausendwende sollen ein neues Bettenhaus für die Erwachsenenklinik mit vier Stationen und 57 Plätzen, ein weiteres für die medizinische Klinik mit zwei Stationen und 40 Plätzen und für die medizinisch-technischen, diagnostischen und funktionalen Bereiche fertiggestellt sein. Das vorhandene Krankenhaus wird zur Aufnahme der Werktherapie umgebaut. Das Gründungshaus von Kork, das Schloß, wird umgewidmet für die Aufnahme von Eltern und Angehörigen, die das Kind nicht so lange allein in der Klinik lassen, etwas über die Krankheit lernen und den Umgang mit ihr trainieren wollen.

Als Kork 1992 hundert Jahre besteht, gibt es keine badische Großherzogin mehr auf der Insel Mainau. Der Korker Festgemeinde ist wohl auch ein Ausblick auf die Zukunft wichtiger als der Hochadel. Sie lädt den Heidelberger Theologieprofessor Wolfgang Huber ein. Der sagt in seiner Festrede: »Nicht nur für den Bereich der badischen Landeskirche und nicht nur für die südwestdeutsche Region gehört das Epilepsiezentrum Kork zu den wichtigen Einrichtungen, die dem diakonischen Handeln der Kirche eine bestimmte, unverwechselbare Gestalt gegeben haben. Menschen, die ihrer Behinderung wegen auf Schutz, Hilfe und Förderung besonders angewiesen sind, erhalten hier eine Heimat, oft über viele Jahrzehnte hinweg. Viele von ihnen sind neben der Epilepsie noch durch geistige, psychische oder körperliche Behinderungen beeinträchtigt. Manche tragen einen Helm und sind dadurch schon von fern erkennbar. Man sieht die Behinderungen der Menschen, wenn man nach Kork kommt. Um so tiefer hat mich eine Aussage beeindruckt, mit der mir die Arbeit in Kork beschrieben wurde. In einem Gespräch faßte Schwester Ilse Wolfsdorff die Erfahrungen der Mitarbeiterinnen und Mitarbeiter so zusammen: ›Nach einiger Zeit sieht man nicht mehr die Behinderung, sondern entdeckt den Menschen ...‹ Als die Korker Anstalten, einer Anregung Friedrich von Bodelschwinghs folgend, gegründet wurden, war eine besondere Hilfe für anfallskranke Jungen und Mädchen dringend nötig. Hilfe brauchten sie nicht nur, um das tägliche Leben zu bewältigen und bei Anfällen geschützt zu sein. Hilfe brauchten sie auch, damit ihre Behinderung als Krankheit anerkannt und nicht länger mit Dämonen in Verbindung gebracht wurde. Die Korker Anstalten haben nicht nur viel zur menschlichen, geistlichen und beruflichen Betreuung von Epilepsiekranken beigetragen, sie haben auch die medizinische Erforschung der Epilepsie entscheidend vorangebracht.

Nicht zuletzt dank dieser Entwicklung können viele, die

noch vor einer Generation auf die Betreuung in einer diakonischen Einrichtung angewiesen waren, heute außerhalb dieses geschützten Bereichs in Familien oder Wohngruppen leben. In Kork hat sich dadurch der Anteil derjenigen erhöht,
die von Mehrfachbehinderungen betroffen sind. Das hat die
Arbeit schrittweise verändert – es hat sie nicht einfacher gemacht. In der Oberlinschule, in der Werkstatt für Behinderte,
in den Kliniken und Wohngruppen erfordert es größere An-
strengungen, dabei zu helfen, ein eigener Mensch zu sein.«

Vorübergehend oder auf Dauer leben rund 500 Kranke
beziehungsweise Behinderte in Kork. Dem Epilepsiezentrum
ist eine Fachschule für die Ausbildung zum Heilerziehungspfleger angeschlossen. Rund 1800 Patienten werden in den
Ambulanzen der beiden Epilepsiekliniken von Fachärzten
medizinisch, psychologisch und sozialmedizinisch behandelt.
Bei schwerwiegenden, diagnostischen oder therapeutischen
Problemen reicht ambulante Behandlung nicht aus, eine sta-
tionäre Aufnahme wird nötig. Zur Zeit gibt es für Kinder und
Jugendliche 44 Betten, für Erwachsene 48. Sechs bis sieben
Wochen dauert der Klinikaufenthalt im Durchschnitt. Auch
in Kork können alle Untersuchungen im präoperativen Bereich gemacht werden. Zur Operation fahren die Patienten
nach Lugano oder Aachen.

Im sozialmedizinischen Bereich werden Unterricht für
Schüler, Arbeitserprobung und Werktherapie angeboten.
Dazu, als begleitende Maßnahmen, Krankengymnastik, Be-
wegungs- und Musiktherapie.

Zwölf Wohngruppen bilden zusammen mit der Oberlinschule die staatlich anerkannte Heimsonderschule für kör-
perbehinderte (anfallskranke) Kinder und Jugendliche. In
den Wohngruppen gibt es 106 Plätze. Eine Außenwohn-
gruppe in Kehl bereitet auf ein Leben außerhalb von Kork
vor. Die Schule fördert lernbehinderte Schüler und hat eine
große Abteilung für schwer mehrfachbehinderte und geistig
behinderte Kinder und Jugendliche. Etwa 140 besuchen den
Unterricht, davon 30 aus der Umgebung.

231 erwachsene Heimbewohner leben in 22 Gruppen in

Wohnheimen der Einrichtung und in Wohngruppen im Ortsteil Kork. In 17 dieser Gruppen wohnen sechs bis neun Frauen und/oder Männer, in älteren Gebäuden leben in fünf Gruppen zehn bis dreizehn Personen zusammen. Allen stehen Freizeitangebote offen – von der Erwachsenenbildung über Urlaubsfahrten bis zum wöchentlichen »Café Casablanca«. Die Mitwirkung der Heimbewohner ist gesetzlich vorgesehen, sie wird durch den Sprecherkreis gefördert. Die Angehörigen der Patienten sind durch einen Beirat vertreten.

Schon früh hat Kork den Kranken nicht nur Pflege, sondern auch Beschäftigung angeboten – über viele Jahrzehnte in der Landwirtschaft. 1964 wird eine Werkstatt für Behinderte eröffnet. Dabei geht es auch um Profit, vor allem aber um eine den Behinderungen angemessene Arbeit. Rund 250 Menschen sind beschäftigt, 90 von ihnen kommen als Externe aus der Umgebung von Kork. In einer zweijährigen Eingangsstufe werden die Beschäftigten für ihre Tätigkeit in der Textil-, Metall- und Papierverarbeitung sowie für Montage und Verpackung ausgebildet. In knapp 20 Arbeitsgruppen werden sowohl Lohnaufträge ausgeführt als auch Eigenprodukte hergestellt. Die Beschäftigten erhalten Lohn und sind sozialversichert.

Zum Heilerziehungspfleger bildet Kork über einen Zeitraum von drei Jahren aus. Ihre fachpraktische Ausbildung erhalten die jährlich 20 Azubis im Heimbereich und in den Epilepsiekliniken. Das Epilepsiezentrum Kork ist auch Gesellschafter der Evangelischen Fachschule für Sozialpädagogik in Schwäbisch Hall, die in Heilerziehungspflege eine Vollzeitausbildung anbietet, während man in Kork berufsbegleitend lernt.

Im Gegensatz zu vielen Pflegeeinrichtungen, die über die NS-Zeit einen Mantel des Schweigens breiten, geht Kork offensiv mit der Vergangenheit um. Pfarrer Adolf Meerwein, Direktor von 1939 bis 1963, protestierte vehement gegen die Abholungen der Behinderten in die Vernichtungsstätten. Einmal gelang es ihm, die Namensliste der Todgeweihten von 101 auf 43 herunterzuhandeln. Gleichwohl wurden 113

Kinder, Frauen und Männer in den Gaskammern von Grafeneck umgebracht. Eine der Getöteten, Lydia Pfeifer, gibt einem Weg auf dem Korker Gelände ihren Namen. 1990, als es in Deutschland wieder eine Diskussion über Euthanasie gibt, als Übergriffe auf Behinderte und Rollstuhlfahrer fast schon zur Tagesordnung gehören, veranstaltet Kork eine Ausstellung unter dem Namen »Wo bringt ihr uns hin?« 50 Jahre nach der Deportation thematisiert Kork die »Euthanasie-Aktion«.

»Euthanasie«, schreibt der langjährige Direktor von Kork, der evangelische Pfarrer Martin Geiger, »steht hier für den organisierten Mord von mehr als 70 000 kranken und behinderten Menschen. 113 von ihnen kamen aus der Korker Anstalt. Sie wurden 1940 in zwei Transporten mitten aus dem Leben weggeholt und umgebracht. Sie erfüllten nicht die Wertmaßstäbe ihrer Zeit. Sie galten als ›lebensunwert‹ . . . Die Ausstellung und das Begleitheft wollen mahnen, Entwicklungen in unserer Gegenwart aufmerksam zu beobachten. Sie wollen anregen, neu nachzudenken über unsere eigenen Einstellungen gegenüber krankem und behindertem Leben.«

Seit 1970 erinnert ein Kreuz an der Gedenkstätte an die 113 Deportierten. Die Inschrift endet mit den Worten: »Wir lassen uns mahnen, das von Gott gegebene Leben zu achten, zu lieben und zu fördern, gerade wenn es schwach und krank ist.«

Zärtlichkeit für die Kinder
im Seelenschlaf

Das Epilepsiezentrum Kleinwachau
bei Dresden

Bernd ißt heute nicht zu Mittag. Er steht draußen im Park und läßt jeden, der vorbeikommt, wissen, daß er die Mahlzeit verweigert. Warum? »Weil meine Eltern nicht zu Besuch kommen!« Im Waldhaus ist Angehörigentag. Viele sind gekommen. Zu Bernd kommt schon lange niemand mehr. Er ist immer aufs neue todunglücklich darüber.

Bernd wohnt im Epilepsiezentrum Kleinwachau, malerisch gelegen im ehemaligen Kurort Liegau-Augustusbad, 16 Kilometer von Dresden entfernt.

Am 1. Oktober 1889 kauft die Innere Mission Sachsen ein kleines Landhaus. Zwei Diakonissen ziehen mit zwölf anfallskranken Kindern ein. Über hundert Jahre später betreuen 160 Mitarbeiterinnen und Mitarbeiter an die zweihundert Männer und Frauen in zwölf Wohngruppen, verteilt auf fünf Häuser. Viele Bewohner sind schon ihr Leben lang da. Das Durchschnittsalter liegt bei 43 Jahren. In den Gruppen leben alte und junge Menschen oft zusammen.

Kleinwachau besteht aus dem Wohnbereich, einer Förderschule, der Werkstatt für Behinderte, der Ambulanz und einer modern ausgerüsteten Klinik mit Blutspiegellabor und einer EEG-Abteilung. Hier werden auch Videoaufnahmen am Doppelbildgerät durchgeführt: Während die Hirnströme aufgezeichnet werden und auf der einen Hälfte des Bildschirms erscheinen, zeigt die andere Seite den Patienten im Aufnahmeraum. Eine weitere Errungenschaft ist die telemetrische Langzeitableitung. Damit kann man bei einem Anfall synchron den EEG-Befund aufzeichnen und dokumentieren. Hierbei muß der Patient nicht auf dem Ableitstuhl sitzenbleiben, sondern kann sich mit einem kleinen Sender, der sich an einem Bauchgurt oder, bei Kindern, in einem Rucksack befindet, im Umkreis von rund 200 Metern bewegen und somit seinem geregelten Tagesablauf nachgehen. Dabei sind acht Elektroden auf der Kopfhaut befestigt, darüber wird eine Haube gestülpt. Die Elektrodenkabel bündeln sich in einem Zopf, der im Gürtel verschwindet. Von dort aus gibt der Sender die Ergebnisse in die EEG-Abteilung.

Auffällige Potentiale im EEG können mit Markern fixiert werden. Für den Arzt bedeutet dies eine große Neuerung, da er damit in sehr kurzer Zeit ein Langzeit-EEG auswerten kann.

Der leitende Arzt, Dr. Wolfgang Wünsche, Jahrgang 1939, war vorher an der Kinderklinik der Medizinischen Akademie Dresden, dann an der Poliklinik Blasewitz im Bereich der Neuropädiatrie tätig. Nach der Auflösung der Polikliniken übernahm er die Stelle des Chefarztes im Epilepsiezentrum Kleinwachau. Hier entsteht etwas Neues. Dazu hat er Lust, wenngleich die Arbeitsbedingungen mit westlichem Standard noch nicht zu vergleichen sind: Für etwa 200 Patienten stehen zur Zeit nur zweieinhalb Ärzte zur Verfügung, die rund um die Uhr tätig sind.

In der Klinik werden im Herbst 1993 fünfzehn Kinder und Jugendliche über einen längeren Zeitraum medikamentös eingestellt und diagnostiziert. Überprüft wird auch, ob eine Operation notwendig ist. Falls ja, werden die Patienten an das Epilepsiezentrum Bethel überwiesen. Dort werden die präoperative Diagnostik und die Operation durchgeführt. Mittwochs und freitags sind in Kleinwachau Ambulanzsprechstunden, die bis in den Abend hineingehen, weil eine große Anzahl von Patienten mit einer Epilepsie und vielen Fragen kommt. Die häufigen Akutfälle zeigen, wie dringend zusätzliche Betten in den ostdeutschen Bundesländern gebraucht werden. In Kleinwachau sind 40 das Nah-, 54 Betten das Endziel.

Kurz nach der Wende hat das Diakonische Werk Sachsen Kleinwachau in die Unabhängigkeit entlassen. Das Epilepsiezentrum wird von einem Verein getragen. In der Geschäftsleitung sind außer dem ärztlichen Leiter der kaufmännische Leiter, der Pflegedienstleiter und der Pfarrer vertreten. Den Vorsitz des Vereins hat der Erste Konzertmeister der Staatskapelle Dresden inne. Die Einrichtung ist Mitglied in der Vereinigung Europäischer Epilepsiezentren.

Zu Kleinwachau gehören ausgedehnte Ländereien, die Häuser sind weitgehend in gutem Zustand, der Verein ist fast schuldenfrei. Überall wird gebaut. Die Einrichtung arbeitet überregional und nimmt nicht nur Patienten aus Sachsen auf, sondern auch aus Sachsen-Anhalt, Thüringen und Brandenburg. Chefarzt Wünsches Hauptproblem sind weder Ausstattung noch Anerkennung, es ist das fehlende qualifizierte Personal: »Die Ausbildung von Schwestern und Pflegern war in der alten DDR sehr gut, deshalb werden sie leider gern und in großer Zahl in die alten Bundesländer abgeworben. Das betrifft vor allem junge Leute, die nicht in der Gegend familiär verwurzelt sind. Das wird auch vorerst noch so bleiben, solange sich die Gehälter nicht angeglichen haben.«

Manches aus DDR-Zeiten haben die Ärzte in Kleinwachau beibehalten. Dem Trend, alles zu verteufeln, was im sozialistischen System erprobt und gut war, folgen sie nicht. So arbeiten sie in der Vor- und Nachsorge immer noch mit Fürsorgerinnen zusammen, die Hausbesuche machen, Familien beraten und sich Heimplätze anschauen. Nach dem Klinikaufenthalt der Patienten erhält der behandelnde Hausarzt alle Unterlagen der Klinik und kann sich jederzeit mit den Kollegen im Zentrum beraten.

1993 wurde erstmals ein Epilepsiesymposium in Kleinwachau durchgeführt, auf dem namhafte deutsche Epileptologen wie die Professoren Dieter Janz, Berlin, Peter Wolf, Bethel, Rolf Kruse, Kork, und Horst Todt, Dresden, Vorträge hielten und anschließend mit Neuropädiatern und Neurologen diskutierten. Weitere Symposien sollen folgen.

Bis Anfang der vierziger Jahre konnten die Diakonissen

57

mit den Kindern in Kleinwachau bleiben. Dann versteckten sie die Kranken in anderen Einrichtungen und bewahrten viele vor dem Tod in Konzentrationslagern. 1946 setzte sich ein russischer Kulturoffizier für die Rettung der Kirche ein und verhinderte Schlimmes. Im gleichen Jahr kehrten die Diakonissen mit den Patienten zurück. Ein Teil der Einrichtung wurde von der späteren Volkspolizei belegt. Nach der Wende bekam Kleinwachau dieses Land mit den Häusern zurück, die sich allerdings als ziemliche Ruinen erwiesen. Außer in Schule und Werkstatt für Behinderte konzentriert sich das Zentrum auf Epilepsiekranke. 115 Werkstattplätze sind belegt, 28 Schulkinder markieren die »Schmerzgrenze«. An den Wänden der Werkstatt hängen die Pläne für den Neubau. 130 Menschen sollen darin arbeiten, 30 Plätze für eine Förder- und Betreuungsgruppe kommen hinzu. Dies sind Patienten, die auch im Werkstattbereich nicht voll in den Arbeitsprozeß einbezogen werden können. In den Wohngruppen gibt es keinen Platz für spezielle Angebote.

Wenn die neuen Werkstätten mit den Arbeitsbereichen Holz, Keramik, Textilgestaltung, Landschaftspflege, Hauswirtschaft, Montage und Verpackung fertig sind, wird das Gartenhaus vielleicht Begegnungsstätte. Trennen wird man sich im Frühjahr 1994 von der Landwirtschaft. Zehn Hektar Land wurden bewirtschaftet, fünf davon waren gepachtet. Früher rechneten sich der Anbau von Kartoffeln und Futter für die Kühe und Schweine, die Verarbeitung der Milch. Heute sind die Produkte schwer abzusetzen. Verschärfte Hygienebestimmungen kommen hinzu. Dumpingpreise machen den Wettbewerb unmöglich. Das Ehepaar, das die Landwirtschaft über Jahrzehnte führte, geht in den vorzeitigen Ruhestand. Die bisher auf Hof und Feldern beschäftigten Behinderten werden einen Werkstattplatz bekommen, vielleicht in der industriellen Zuarbeit etwas Geld verdienen: Elektronikschrott wird recycelt, Dichtungsringe für Schnellkochtöpfe oder Geschenkband werden verpackt, der Gemeindebrief der Evangelisch-Lutherischen Kirchgemeinde Radeberg wird gedruckt und geheftet.

Die Lebensgeschichten mancher Mitarbeiter in Kleinwachau sind ein Stück Zeitgeschichte. Peter Schurig, kaufmännischer Leiter und geschäftsführender Direktor, hat seinen Beruf von der Pike auf gelernt. Ursprünglich ausgebildeter Pfleger, hat er Volkswirtschaft studiert, danach ein Altenheim mit 560 Plätzen geleitet. Als er vom staatlichen Gesundheitsdienst der DDR die Nase voll hat, wechselt er 1987 zur Diakonie. Nun sorgt er mit dafür, daß es in Kleinwachau weiter vorangeht, verhandelt zäh mit den Behörden und feilscht um jede Mark. Im Wohnbereich ist immerhin ein Pflegesatz von 100 Mark erreicht worden. Es geht Peter Schurig nur schwer in den Kopf, wenn die Kollegen aus Kork, mit dem Kleinwachau seit Jahrzehnten freundschaftlich verbunden ist, über einen Satz von mehr als 200 Mark pro Tag noch unzufrieden sind. Dabei sind die Sachkosten im Osten oft höher.

Ein bißchen verwundert Peter Schurig auch, wie Kleinwachau auf einmal von Leuten »entdeckt« wird, die früher mit Kirche nichts zu tun haben wollten. Umschüler und Auszubildende stehen Schlange, um einen Praktikumsplatz zu bekommen. Frauen, in den neuen Ländern zu Tausenden in die Arbeitslosigkeit entlassen, bewerben sich und »wollen jede Art von Arbeit. Das geht im Zweifel schief.«

Schurigs Frau Margitta, Jahrgang 1940 wie er, ist der lebende Gegenbeweis. Sie war 30 Jahre lang Grundschullehrerin in der DDR und überzeugt von der Richtigkeit der Lehrmethode. Die Wende ist ein Schock für sie, der bis heute nachwirkt. »Früher«, sagt sie, »gab es eine Fibel im ganzen Land. Wenn jemand zuzog, war er auf gleicher Höhe mit den neuen Klassenkameraden. Nach der Wende sollten wir unter fünfzig verschiedenen Fibeln auswählen. Mit den alten weiterzuarbeiten, trauten wir uns nicht. Sie wurden von verdächtigen Textstellen und Bildern gereinigt. Alle neuen Freiheiten wurden wie die Vielfalt der Waren in den Läden plötzlich auch auf die Schulen übertragen. Das wollte ich nicht.«

Als Sohn Kai-Uwe von einer Tour in den goldenen Westen zurückkommt und von den Zuständen an westdeutschen Bildungsstätten erzählt – Drogen auf dem Schulhof, Gewalt,

Umgangston zwischen Lehrern und Schülern –, quittiert sie den Dienst und wechselt die Schulart. Sie geht zu den Schwerstbehinderten in die kleine Schule von Kleinwachau. »Es muß so ein Gefühl sein wie bei den Menschen 1945«, sagt sie nachdenklich. »Da arbeitet man 30 Jahre, und dann wird einem gesagt, man habe alles falsch gemacht. Vielleicht stimmt das ja. Dann versuche ich eben jetzt, etwas wiedergutzumachen, bei geistig Behinderten.«

Sie war, wie ihr Mann, schon zu DDR-Zeiten in der CDU. In ihrem Schulzimmer klebt ein Bibelzitat an der Wand: »Ich kann alles ertragen, weil Christus mir die Kraft dazu gibt.« Die braucht sie auch, denn zu ihr kommen überwiegend die am schwersten Behinderten. Während in anderen Klassen Kinder wenigstens noch Klötzchen oder Ringe nach Größe, Form und Farbe zuordnen können, im Werken Marmeladeneimer mit Lederpatchwork beziehen und Fäden durch vorgestanzte Löcher ziehen können oder Holzbügeln ein Kleid verpassen, können ihre Kinder anscheinend nichts. Manche haben fast autistische Züge, sind sehr bewegungsunruhig, schauen durch alles hindurch, wollen sich nicht anfassen lassen. Wenn ein Blickkontakt gelingt, wenn die unsteten Augen einen Moment nur auf ihrem Gesicht verharren, ist Margitta Schurig schon froh. Oder wenn einer einen Augenblick innehält und seinem Gesicht in einem der vielen Spiegel im Raum zulächelt, obwohl er nie wissen wird, wer da zurücklächelt, ist das ein Erfolgserlebnis.

Der Raum ist kuschelig, das Licht weich, überall Kuscheltiere, auf dem Boden liegen ein Spastikersack, eine Ausziehmatratze, ein großer Ball, Kissen. Eine flache Wiege hat Margitta bauen lassen. Höchstens drei Schüler nimmt sie in dieses Zimmer auf, wobei die Kinder durchaus kräftige junge Männer in den Zwanzigern sein können.

»Es sind Kinder im Seelenschlaf«, sagt sie. »Sie scheinen taub und blind zu sein.« Mit basaler Stimulation, einfachen Reizen von außen, versucht sie, diese jungen Menschen in ihrer »gräßlichen Apathie« zu stören. Nur selten erfährt sie, ob ihre Art, mit den Kranken liebevoll umzugehen, Erfolg zeitigt, denn nach sechs bis acht Wochen werden sie entlassen. Seit einiger Zeit hat sie einen kleinen Jungen aus der Umgebung, den sie über einen längeren Zeitraum betreuen darf. Weil er die Welt nicht begreift, will sie die Welt zu ihm bringen. Von der Decke hängen an einem Gestell so unterschiedliche Dinge wie Seidentücher, Flaschen- und Spülbürsten, eine Holzschlange, eine Lumpenpuppe, Wolle, Plastik. Abwechselnd drückt Margitta Schurig den Kranken die verschiedenen Materialien in die Hände. Sie massiert die Schüler mit einem vibrierenden Gerät, um sie ihren Körper spüren zu lassen. Sie verändert ihre Lage und damit den Blick auf den Raum, baut ihnen eine Höhle aus Decken, in der sie von drei Seiten geschützt liegen und hinausschauen können. »Veränderung und Bewegung sind Grundlage der Information«, sagt Margitta Schurig. Sie macht sich Gedanken über die Wirkung ihrer Arbeit, denn von den Schülern selbst erfährt sie wenig. »Wir sind ja nicht die ersten, die sich um sie bemühen. Wir wissen nicht, ob sie mögen, was wir mit ihnen tun. Hantieren ist für sie schon viel – es ist die Vorstufe zum Handeln.«

Sie tanzt mit den Kindern im Morgenkreis, sie besingt sie in Liedern, in denen sie namentlich vorkommen, streichelt, liebkost, nimmt sie auf den Schoß und wiegt sie wie Säuglinge. Sie geht mit ihnen wie mit einem Familienmitglied, einem Liebsten um, und sie weiß, daß sie da an biologische Grenzen stößt. Es kommt ihr manchmal schon merkwürdig vor, wenn sie ein geistiges Kleinkind im Körper eines erwachsenen Mannes streichelt.

Wie sie das macht, ist ein Rätsel. Margitta ist klein und zierlich. Sie gerät in Situationen, die ans Alptraumhafte grenzen, wenn sie Einzeltherapie macht mit Schwerstbehinderten, bei denen man im Anfall nur den Kranken festhalten kann – oder die Möbel, eins von beiden.

Niemals hat sie auch nur eine Sekunde lang Scheu vor den Kranken oder gar Ekel empfunden. »Alles, was ich brauche«, sagt sie, »sind zwei Hände und ein großes Herz.«

Wahrscheinlich ist genau das ihr Geheimnis.

Rüben auf der Kegelbahn

Die Schweizerische Epilepsieklinik in Zürich

Durch die eher behäbige Stadt weht um die Mitte des 19. Jahrhunderts ein liberal-radikaler Geist. Aufruhr gibt es unter den Konservativen, als die Regierung den obligatorischen evangelischen Religionsunterricht abschaffen will. Sie muß unter dem Druck der Traditionalisten zurücktreten. Im selben Jahr, 1839, entsteht der Christliche Verein zur Erhaltung des evangelisch-reformierten Glaubens in den Volksschulen, kurz Christlicher Verein genannt. Er gründet 1867 ein freies, nichtstaatliches Lehrerseminar, um zur Verwirklichung des Vereinsziels die erforderlichen Pädagogen heranziehen zu können. Heinrich Bachofner wird erster Direktor. Er ist der geistige Vater der Schweizerischen Anstalt für Epileptische von 1886, die 1978 in Schweizerische Epilepsieklinik umbenannt wird. Den Zürchern ist es egal, wie die Einrichtung offiziell heißt, sie nennen sie beinahe zärtlich die »EPI«.

Initiatoren und Mäzene der wohltätigen Institute für Arme, Kranke und Schwache sind sehr oft identisch mit den finanzkräftigen Förderern des technischen und materiellen Fortschritts durch die industrielle Revolution. Darin liegt kein Widerspruch. Solange es den Sozialstaat noch nicht gibt, sehen sich die wohlhabenden Bürger in der Pflicht, einen Teil ihres Einkommens den Bedürftigen zukommen zu lassen. »Gewiß war die Haltung dieser privaten Wohltäter nicht immer ganz selbstlos«, schreibt Ursula Blättler in der Festschrift zum hundertjährigen Jubiläum der Klinik. »Was die Armenfürsorge betrifft, so war es um einiges einfacher, mit Geldspenden vereinzelt Notlagen zu lindern, anstatt nach deren Gründen zu fragen.«

Besonders hart ist das Leben für fallsüchtige Kinder. Sie bleiben von den öffentlichen Schulen ausgeschlossen. In Erziehungsheimen und Irrenanstalten finden Epilepsiekranke nur ausnahmsweise Aufnahme. Epileptische gelten grundsätzlich als verhaltensgestört, unberechenbar und deshalb schwierig. An diesem Punkt setzt das besondere Interesse kirchlicher Institutionen an Spezialanstalten für Epileptische ein, gelten diese Kranken doch als die Ärmsten der Armen, die keiner will. Vorbild für die Schweizer sind zwei Einrichtungen in Deutschland, Bethel und Stetten, beide begründet von pietistischen Vereinigungen.

Pflege, Heilung und Erziehung prägen die Fürsorge für Epilepsiekranke zu Beginn. So fromm die Gründer sind, die Anstalt steht allen Schweizern offen, gleich, aus welchem Kanton sie stammen und welcher Konfession sie auch angehören. Den Grundstein bildet ein Legat von 500 Franken. Als das Vermögen auf 2500 Franken angewachsen ist, beschließt eine Kommission zur Prüfung der Baufrage den Kauf einer Liegenschaft zum Preis von 50 000 Franken. Das riecht nach Größenwahn, aber der Fortgang gibt den optimistischen Bauherren recht. Die Geschichte der EPI ist auch die Geschichte großherziger Spender, unter ihnen als einzige Frau Anna Stockar-Escher, Tochter eines Seidenfabrikanten und Ehefrau eines Kaufmanns. Sie, so energisch wie standesbewußt, vergibt ihr Geld zuweilen auch mit der Zweckbindung, die »verunstaltende Anstaltsumgebung zu räumen«. Sie gründet ein Damenkomitee für die Auswahl der Inneneinrichtung und lädt sämtliche Anstaltsinsassen in ihr Landhaus ein.

Hatte sich Heinrich Bachofner noch gesorgt, ob ein Haus für vierzig Kinder nicht eine Nummer zu groß sei, so ist es schon ein Jahr nach der Eröffnung 1886 überfüllt. Die Hälfte aller Aufnahme suchenden Patienten muß abgewiesen werden. Zwischen 1887 und 1901 entsteht ein Haus für Frauen und Männer. Ab 1887 hält die EPI eine poliklinische Sprechstunde für auswärtige Patienten.

Bald gibt es einen landwirtschaftlichen Betrieb mit Stall

und Scheune. Von Anfang an müssen sich Jungen und Mädchen nach der Schule in Haus und Garten nützlich machen. Die Buben flechten Teppiche oder Strohschuhe, arbeiten in der Schneiderei, Buchbinderei oder Schreinerei. Die Mädchen werden zum Nähen, Stricken und Flicken angeleitet, nach dem Grundsatz: »Es soll nie eines müßiggehen.«

Bis zur Jahrhundertwende verzeichnen die Bücher der Anstalt Landkäufe im großen Stil. Zuerst geht es nur um benötigtes Bauland für die dringenden Erweiterungsbauten. Bald darauf muß Land vorsorglich erstanden werden, um der Spekulationswut rundum zu begegnen. Knapp bei Kasse ist der Verein immer. Aber bevor ein geplanter Ausbau ins Wasser fällt, greift meistens eines der Komiteemitglieder ein; deren Namen lesen sich wie ein Who is who der Honoratioren jener Zeit. Wenn es gar nicht anders geht, bittet die Anstalt das Schweizer Volk um Spenden – nur die katholischen Zeitungen drucken den Aufruf niemals ab.

Von den Patienten wird kein fester Preis verlangt. Sie zahlen, was ihre Familien entbehren können. Da die meisten nur das Mindestkostgeld aufbringen, ist ein ständiges Betriebsdefizit unvermeidlich. Abhilfe schaffen zum Teil die »Erste-Klasse-Patienten« oder Pensionäre, betuchtere Kranke, die ihr privates Pflegepersonal mitbringen, unter ihnen einige aus internationalen Adelskreisen.

Obwohl mit Zaun, Eisengitter und Pförtnerhäuschen gesichert, bleibt die Anstalt zwischen 1913 und 1953 ein offenes Haus. Es ist die Ära des Direktors und Pfarrers Rudolf Grob. Wer immer, arbeitsloser Theologe oder in Versuchung geratener Buchhalter, eine Chance auf Anstellung oder Bewährung sucht, in der EPI findet er sie. Grob ist ein Patriarch, der vierzig Jahre lang alles im Griff hat. Es schreckt ihn auch nicht, daß die Lebensmittel während der beiden Weltkriege knapper werden. Patienten und Personal müssen Kriegsvorräte anlegen. Selbst auf der anstaltseigenen Kegelbahn läßt der Hausvater noch Rüben pflanzen.

1961 wird das fünfundsiebzigjährige Jubiläum gefeiert. Zwei Jahre später muß das Zürcher Volk über ein Millionen-

projekt abstimmen. Von der Stadt möchte die EPI für ihr Ge-
neralbauprogramm einen Kredit von vier, vom Kanton einen
weiteren von elf Millionen Franken haben. Die Bürger stim-
men zu. So entstehen die Klinik, beschützende Werkstätten –
und die Kirche. Sie ist ein Geschenk der Zürcher reformierten Gemeinden und dient den Protestanten wie den Katholiken als liturgischer Gemeinschaftsraum. Zusammen mit
Schule und Turnhalle, die bei Bedarf zur Aula wird, ist sie das
kulturelle Zentrum der Anstalt.

Heute ist die EPI fast ein eigener Stadtteil mit Häusern,
Handwerk, Gärtnerei und Stallungen, modernen Kliniken,
Poliklinik, Schwesternwohnheim, Kinderpavillon, beschützenden Werkstätten, Schulen und einem Haus für Epilepsiekranke auf der Schwelle zum Leben außerhalb der Anstalt.

Zu Beginn gab es gerade mal siebzehn Angestellte für die
ersten vierzig Kinder. Heute sind es vierhundert, darunter 20
Ärzte und rund zweihundert Pfleger und Schwestern.

Und gebaut wird immer noch. Die neunziger Jahre sollen
den Langzeitpatienten ein wohnliches Zuhause schaffen. Die
EPI hat sich ihre Unabhängigkeit erhalten. Sie ist privat-
rechtlich organisiert und wird von einem Verein getragen,
ein Werk der reformierten Landeskirchen, das allen Konfes-
sionen offensteht; sie wird vom Staat wie von den Krankenkassen anerkannt. In der Poliklinik werden jährlich etwa
4500 Patienten ambulant behandelt. Im Akutspital mit 60
Betten, davon fünfzehn für Kinder, werden Kranke kurzfri-
stig untersucht und behandelt. Schwerpunkt der EPI ist der
Langzeitbereich mit 250 Betten. Für Kinder und Jugendliche
mit erzieherischen, schulischen und beruflichen Problemen
gibt es eigene Abteilungen, Wohnungen für Erwachsene, Rehabilitation für Jugendliche und Erwachsene sowie Pflegesta-
tionen für geistig oder körperlich schwerbehinderte Kinder
und Erwachsene mit Anfällen.

». . . und so schweigen sie eisern«

Gespräch mit Professor Dr. Meinrad Egli, Ärztlicher Direktor der Zürcher Epilepsieklinik

Meinrad Egli, Ärztlicher Direktor der EPI in Zürich, ein besonnener, freundlicher Mann, ist noch immer erschüttert, wenn er mit einem Grand mal konfrontiert wird. Er glaubt auch nicht mehr daran, daß sich im Bewußtsein der Bevölkerung Entscheidendes ändern wird. »Ein großer Anfall ist etwas so Elementares, daß es einen sehr bewegt. Deshalb wird man auch nie denken, daß er jedem einmal widerfahren kann, und wird darüber zur Tagesordnung übergehen. Es ist den Leuten auch nicht deutlich zu machen, daß es unter den Behinderten mehr Epilepsiekranke gibt als unter den Gesunden, weil es sich um eine Hirnerkrankung handelt. Sobald sie einen Anfall sehen, ist die Epilepsie schuld und nicht das kranke Gehirn. Das wäre erst dann begreiflich zu machen, wenn es in der Schule eine Art Gesundheits- oder Krankheitsunterricht gäbe. Für jedes Kind wäre wichtig zu wissen, wie es sich richtig ernährt, wie es sich aufführen muß, ohne sich zu schädigen, und welches die wichtigsten Krankheiten sind. In zwei oder drei Jahren könnte ein solcher Unterricht vieles verändern, denn Kinder gehen mit Krankheit und Behinderung normal um, wenn man sie ihnen erklärt. Kaum daß ein Kind nach einem Anfall auf den wackeligen Beinen steht, ist es schon wieder integriert. Das ist schön zu sehen.«

Dem Professor setzen die Schuldgefühle zu, mit denen sich vor allem Mütter anfallskranker Kinder meist ein Leben lang herumschlagen. Ihn bedrückt auch, daß es ganz selten Väter gibt, die ein behindertes Kind akzeptieren. »Aber wenn man mal einen kennenlernt, dann sieht man das dem Kind sofort an, auch wenn es schwer behindert ist. Es ist dennoch eine in sich ruhende Persönlichkeit. Wenn sie von beiden Eltern angenommen werden, haben solche Kinder ein Selbstbewußtsein, das anderen abgeht. Aber das ist wirklich sehr, sehr selten. Tragischerweise sind es immer die Mütter, die Schuldgefühle haben. Ich kann ihnen nicht viel sagen. Je länger ich mit dieser Krankheit und mit den betroffenen Eltern zu tun habe, desto weniger fühle ich mich kompetent, ihnen überhaupt etwas zu sagen, denn sie wissen es besser. Natürlich sage ich ihnen, daß sie keine Schuld trifft, aber das hilft ihnen nicht. Schuld gehört zum Leben von dem Moment an, wo man denken kann. Das fängt in der Religion an, und wenn es die nicht ist, dann kommt die Psychoanalyse und weist Schuld zu, und so geht es weiter mit der Psychiatrie, die auch nicht schuldlos ist an der Diskussion. Im Gegenteil. Wenn Eltern mich lange kennen und ich ihnen viele Stunden zugehört habe, empfinden sie vielleicht im Lauf der Zeit etwas Erleichterung.«

Richtig ärgerlich wird Egli, wenn das Gespräch auf die Krankenkassen kommt. Da wäre noch einiges zu verbessern. »Es ist den Kassen nicht klarzumachen, daß es bei einem Epilepsiekranken zwei oder drei Monate dauern kann, bis auch nur eines von mehreren Medikamenten getestet ist. Das gibt es bei keiner anderen Krankheit. Aber für die Kassen gibt es generell nur eine begrenzte Verweildauer in der Klinik. Sie erstatten nur noch 80 statt 240 Franken pro Tag. Die Leute gehen nach Hause, oder sie versuchen es mit der Poliklinik. Aber bei vielen schweren Anfällen reicht die nicht aus, und eine medikamentöse Einstellung ist daheim nicht möglich. Manche Patienten entlassen wir in ihre Familien – es gibt welche, die sich geradezu symbiotisch um den Kranken scharen –, andere müssen in ein Heim. Die ganz schlimmen Fälle bleiben hier. Es sind Patienten mit drei bis zehn Sturzanfällen pro Tag, wobei sie sich so schwer verletzen können, daß sie krankenhausreif werden.«

Fuchtig wird der Professor auch beim Thema Forschung. Da gab es ein Mittel, das er noch heute für ein Wunder hält, weil auch Menschen mit schlimmsten Krankheitsverläufen anfallsfrei wurden. Vielleicht 5000 Betroffenen hätte mit diesem Medikament geholfen werden können – eine Zahl, die für die Pharmaindustrie völlig uninteressant ist. Bitter sagt Egli: »Es gibt sowieso viel weniger Epilepsiekranke als Leute mit Kopfweh. Also entwickelt man gleich Kopfschmerztabletten.« Die Wunderpille kam nie auf den Markt.

Operiert wird in der EPI nicht. Diagnostiziert wohl. Von 342 therapieresistenten Patienten kamen zehn Prozent für einen epilepsiechirurgischen Eingriff in Frage, der in der Neurochirurgie an den Universitätskliniken Zürich durchgeführt wurde. Egli: »Da ist der Fall einer jungen Frau, die anfallsfrei wird, mit ihrem Mann nach Kanada geht, wo er eine hochbezahlte Stelle als Ingenieur bekommt, und die zu Weihnachten eine Karte schreibt, auf der es heißt: ›Es geht mir gut.‹« Egli kennt aber auch andere Fälle: Menschen, die nach einer Operation zwar anfallsfrei wurden, sich aber hernach das Leben nahmen: »Sie haben nicht verkraftet, was man an Anforderungen an sie stellte. Die Epilepsie war weg, aber Teilleistungsschwächen blieben, oder es gab psychoorganische Einbußen oder intellektuelle Behinderungen. Denen ging es mit Anfällen besser. Aber nun heißt es: Mach dies und das und jenes – und das halten sie nicht aus. Dieser Aspekt ist in der ersten Euphorie über die Möglichkeiten einer Operation sehr unterschätzt worden. Jetzt achtet man darauf. Leute mit einer solchen Konstellation werden heute nicht mehr operiert. Nicht, wenn man denkt, daß sie intellektuell verhältnismäßig schwach, andererseits aber doch stark genug sind, das eigene Unvermögen einzusehen und daran zu zerbrechen. Ob es sich so verhält, muß man mehr oder weniger erahnen. Wenn man sehr viel Erfahrung mit solchen Patienten hat, spürt man das im voraus.«

Meinrad Egli kennt Ärzte mit einer gut eingestellten Epilepsie, die ihrem Beruf nachgehen. Politiker, sogar Minister. Als Mutmacher für andere, als Beispiel für einen Krankheitsverlauf ohne jeden Schrecken würden sie sich aber niemals zu erkennen geben. »Wenn das ruchbar würde«, sagt Egli, »wäre es aus. Die würde keiner mehr wählen.« Und so schweigen sie eisern. In den Köpfen der Gesunden setzt sich indessen das Bild vom großen Anfall als der Epilepsie schlechthin fest. Ein Teufelskreis.

Professor Dr. Meinrad Egli hat die EPI im Juli 1993 nach 15 Jahren verlassen. Er praktiziert nun selbständig in Zürich als Neurologe mit Schwerpunkt Epilepsie.

Leben mit Epilepsien –
zehn Geschichten

Thomas

»Wenn ich groß bin, trink ich und rauch!« Thomas, 15, sieht aus wie ein Neunjähriger. Er weiß genau, was er nicht will: daß über ihn gesprochen wird. Erst schmollt er, aber dann kommt er mit seinem fernlenkbaren Jeep wieder und fährt den Erwachsenen an die Knöchel. Störmanöver. Was ihm nichts hilft. Seine Eltern erzählen weiter. Daß mit dem Jungen irgend etwas nicht stimmt, haben sie im Wochenbett gemerkt. Die kleinen Finger waren nach hinten gespreizt, nach dem Trinken preßte das Kind mit hochrotem Kopf. Und immer wirkte es weich, manchmal geradezu schlaff.

Der erste schwere Krampfanfall ist die unmittelbare Reaktion auf eine vom bayerischen Staat empfohlene Polio-Impfung. Die Eltern stürzen mit dem Säugling ins Krankenhaus. Der Arzt wirft nur einen Blick auf das Kind und fragt: »Wer von Ihnen oder Ihren Eltern hat Epilepsie?« Nun wußten sie es, Jochen und Christiane. Aber sie wußten nicht, was es heißt, mit einem epileptischen Jungen umzugehen. Von den Ärzten kam keinerlei Hilfe. Eine Schwerstbehinderung wurde in der gleichen Hetze diagnostiziert wie eine harmlose Grippe. Jochen: »Krankheit war für uns bislang ein Fremdwort, krank war ein Zustand, der sich verliert.« So sehen es auch die lieben Nachbarn und Verwandten: »Bei unserem Paulchen war das noch viel schlimmer, aber das hat sich ja herausgewachsen, und ihr wißt ja, Paule ist im Geschäft ein cleverer Mann.«

Bis zum fünften Lebensjahr häufen sich die schlimmen Anfälle mit Bewußtlosigkeit. Thomas kennt die Krankenhäuser auf allen Stationen seines Lebens: Bonn, Lindau, München, Kempten.

Er kann mit zwei Jahren laufen. Sauber ist er mit acht. Er lernt ganze Sätze auswendig wie »Die Hausfrau geht in die

Stadt, sie kauft Unterhosen und Kartoffeln«. Aber er kann keine einzige Ziffer, und daß er fünfzehn ist, sagt ihm nichts. Er setzt Kassettenrecorder und Fernsehen in Gang. Er kann eine Zeituhr stellen, dreht sie aber auf 45 Minuten und siebt den Tee nicht eine Sekunde früher, »weil es nicht geklingelt hat«. Er tastet auf der Suche nach irgend etwas auf dem Boden herum, um einen Anfall zu kaschieren, oder steckt die lahme Hand in die Tasche, weil er sich nicht hinlegen will, was er nach einem Anfall muß. Er redet gut und verständlich, telefoniert wie ein Weltmeister. Verblüfft seine Eltern mit Sätzen wie: »Wieso mußt du wissen, was mich an dieser Sendung interessiert? Ich frag' dich doch auch nicht, warum du Nachrichten guckst.« Nachrichten kann er nicht leiden, zuviel Mord und Totschlag, Krieg, Unglücke, Katastrophen, hungernde Kinder. Trickfilme mag er auch nicht, obwohl die lustiger sind. Sie laufen ihm zu schnell.

Bei achtzig Prozent der Anfälle ist Thomas rechtsseitig gelähmt, bei 15 Prozent links, bei fünf ganz und gar. Er zieht sich allein an, wenn viel Zeit ist. Er ist spastisch und wirkt, als hätte er einen Kinderschlaganfall erlitten. Ein vergnügtes Kind, wächst in einer traumhaft schönen Umgebung auf, lacht und beschäftigt sich mit seinen Spielsachen. Den Eltern aber haben die Jahre mit dem kranken Buben zugesetzt.

Christiane und Jochen sind achtzehn und zwanzig, als sie einander kennenlernen. Sie macht eine Ausbildung zur Arzthelferin, eine Zusatzausbildung zur Zytologin, arbeitet als medizinisch-technische Assistentin. Er studiert Maschinenbau, arbeitet eine Zeitlang in der Industrie, wechselt aber des Jungen wegen von der Wirtschaft zur Wissenschaft und hat jetzt eine Professur. Das ermöglicht Jochen, verstärkt am Wochenende, an den Feiertagen oder nachts zu arbeiten und etwas mit seiner Frau zu unternehmen, wenn Thomas aus dem Haus ist.

»In einer Großfamilie würde Thomas gar nicht auffallen«, sagt Jochen. »Bei Menschen, die sehr häuslich sind, wäre das weniger ein Problem. Aber Christiane und ich sind das nicht. Wir wollen raus, radeln, wandern, in den Wald, skilaufen, in die Berge. Und nichts davon geht mehr mit Thomas. Früher gab es eine Zeit, da kamen die Anfälle im Neun-Tage-Rhythmus und dauerten auch ausschleichend so lange. Die anderen neun Tage waren völlig normal, da konnten wir in jeden Biergarten, und das Kind krabbelte herum wie alle anderen auch. Wobei wir freilich nie so recht entspannen konnten. Waren da doch auch die anderen Kinder, unwillkürlich wurde verglichen, abgeschätzt, kontrolliert. Hinzu kam, daß im gleichen Haus zur gleichen Zeit zwei weitere, kerngesunde Kinder geboren wurden. Während wir auf die Besuchszeiten im Krankenhaus warteten, in dem Thomas gerade wieder einlag, sahen wir aus dem Fenster die glücklichen Mütter mit ihren Kindern im Sandkasten spielen. Oder die Kleinen waren mit sich beschäftigt, während die Mutti las.

Und wir lesen Bücher über Epilepsie. Nach und nach lernen wir die Fachbegriffe, immer klarer wird für uns der große Bluff der Männer in Weiß. Ich wünschte mir, manchmal wären sie einfach nur ehrlich und versteckten sich nicht hinter diesem erlernten Vokabular. Doch bei der Odyssee durch die Wartezimmer lernten wir eine junge Ärztin kennen, die uns anders begegnet. Sie sitzt mir an Thommis Bett gegenüber und fragt, ob ich auch wirklich ausreichend versichert sei. Ich denke mir, die Frau schafft Basis. An Thommi ist nichts mehr zu ändern, die Krankheit läuft ab, aber die Umstände sind zu beeinflussen. Und dabei hilft diese Frau. Wir gewinnen Vertrauen zu ihr, sie nimmt sich Zeit für uns: Stichworte wie Lebenshilfe und Selbsthilfegruppen fallen. Und sie sorgt dafür, daß wir nicht bei jeder neuen Einlieferung einem mißtrauischen Arzt die ganze Krankengeschichte von vorn erzählen müssen.«

Wenn Christiane und Jochen heute die Sonne zu einem Ausflug nutzen wollen, ist das ein nervenaufreibendes Unternehmen: »Es ist, als ob ich die ganze Zeit die Luft anhielte – hoffentlich kriegt Thomas keinen Anfall. Er fährt mit dem Rad los. An der ersten Ecke kommt ein Hund. Thomas hat eine Phobie. Wir sprinten los, erreichen ihn auf dem Rad. Alles guckt. Kein Anfall. Thomas fährt weiter, gerät in ein

Schlagloch, stürzt. Der Anfall ist da. Der Rücktransport muß zügig vonstatten gehen, sonst sackt er völlig zusammen. Falls wir den Landgasthof erreichen, geht das Zittern wieder los. Schlimm, wenn da eine Eisbude steht mit anderen Kindern davor. Da regt er sich auf. Aufregung kann Anfall heißen. Noch schlimmer: ein Spielplatz mit einer Rutschbahn und anderen Kindern drauf – nächster Anfall.«

Kommt Thomas aus der Schule und ist gut drauf, geht er gerne zu den anderen Kindern, spielt mit den Fünfjährigen. »Uns wird dabei angst und bange«, sagt Jochen, »nicht weil wir denken, daß Thomas etwas anstellt, seine überlegene Körperkraft nutzt, sondern daß uns jemand beschuldigt, wir hätten das Kind nicht genügend beaufsichtigt. Dabei hat Christiane bei der Hausplanung eigens ein Fenster zur Straße einbauen lassen, um Thomas immer im Blick zu haben. Ist er um unser Haus herum, sind wir in Habtachtstellung und entsprechend angespannt.«

»Was uns fehlt«, sagt Christiane, »ist Familienfröhlichkeit. Du kannst beim Essen nicht mal spontan Witze machen. Wenn du es tust, fängt Thomas an zu lachen und hört nicht mehr auf, macht sich ein und spuckt aus. Also, keine spontanen Witze.«

»Philipp«, erzählt Jochen, »ist ein Junge von Leuten aus der Selbsthilfegruppe. Er sitzt im Rollstuhl. Wir waren in München. Ich habe Philipp geschoben, sein Vater hat sich um Thomas gekümmert. Ich habe gedacht, wie ist das toll, ein Kind im Rollstuhl zu haben. Alle Leute haben freundlich geschaut. Wenn sie Thomas sehen, ist kein Mitleid zu erkennen, begegnen sie ihm zwischen Neugierde und Distanz. Wie kann man nur so wacklig laufen, werden viele denken. Und: Ganz richtig im Kopf scheint er auch nicht zu sein. Ich denke unwillkürlich an die vielen ›Persönlichkeitsbeispiele‹. Da sitzt einer im Rollstuhl, ist aber unglaublich intelligent. Wir Menschen wollen immer ausgleichende Gerechtigkeit. Ist die Hülle nicht okay, dann soll der Geist ein Genie sein. Nur, was ist in unserem Fall, wenn beides nicht stimmt?«

Wenige Eltern ziehen so hart und ehrlich Bilanz wie Jochen und Christiane. Die meisten wiegeln ab, obwohl jeder weiß, wie schwer ein Leben mit einem behinderten Kind ist. Ein hoher Prozentsatz der Eltern behinderter Kinder trennt sich. Der Mann verzweifelt zuerst und verläßt die Familie. Die Frau bleibt mit dem Kind allein. Männer rennen zum Psychiater, weil sie mit der Situation nicht klarkommen. »Ich schäme mich auch«, sagt Jochen, »wenn Thomas mit Zwei- oder Dreijährigen spielt, mit ihnen im Sand rumpatscht oder vom Tisch springen spielt. Er ist wie ein Tier: kann tarnen, täuschen, überleben, schützt seine Jungen, kann aber nicht abstrakt denken.«

Es tut ihm weh, daß dieses Kind, das er gezeugt hat, nicht vollkommen ist. Er hat Angst, weil der Junge in einer auf Lei- stung abonnierten Welt nie Leistung erbringen wird. Er wird verrückt, wenn wohlmeinende Kollegen Thomas' Krankheit schönzureden versuchen. Denen sagt er sehr direkt: »Ihr Sohn studiert Medizin, und der andere promoviert gerade. Wie fänden Sie es denn, wenn Ihnen ein Arzt sagte, Ihr Kind ist schwachsinnig?«

»Zwischendurch«, gesteht Jochen, »will ich mich von der nächsten Brücke stürzen vor lauter Sinnlosigkeit und Selbst- zweifeln. Dann komm' ich abends heim, Thomas ist da, hell- wach, glücklich, ich muß mich gegenübersetzen, und er er- zählt. Dann denk' ich auch: Wieso hab' ich mich eigentlich so aufgeregt? Oder ich neige zu Überreaktionen. Tochter Chri- stine holt mich, weil Thommi bei den Nachbarn nicht guttut. Ich hol' ihn her und mach' ihm Vorwürfe, weil er im Haus bleiben sollte. Ich schalte den Fernseher ein, Thomas verstellt alle Knöpfe. Ich fang' an zu brüllen und verhau' ihm den Hin- tern. Anlaß: lächerlich. Daran merke ich, daß ich bitter werde.«

Die dreizehnjährige Christine, groß, hellblond, sehr hübsch, ist Vaters beste Therapeutin. Sie verwickelt ihn in tiefsinnige Gespräche über die Sterne, wie sie sich bewegen, und der Vater merkt lange nicht, daß sie ihn ablenken will von seiner Niedergeschlagenheit wegen des Buben. Der kann allerdings auch ganz schön nerven. Vor allem morgens, vorzugsweise samstags, wenn keine Schule ist. Dann quengelt er rum, will Brei und Brötchen, ißt aber nichts davon, weil die Batterie in seinem Dinosaurier leer ist und Dinos Augen deshalb nicht leuchten.

»Behinderung«, sagt Thomas' Vater, »bedeutet Arbeit für die anderen und Verzicht. Plus innerlichen Absturz. Wenn ich ihn anziehen muß und er mir Hände und Füße hinhält, ist da immer auch Enttäuschung. Ich denk' dann, der läßt sich so hängen und ist doch schon fünfzehn, es wird nie besser werden. Krankheit kann man nicht tolerieren. Gesund ist gut, krank ist schlecht. Krankheiten muß man überwinden. Überwinden hieße zu sagen, Krankheit ist gut. Behinderte selbst können vielleicht ihre Krankheit positiv sehen. Eltern nicht. Gläubige, die sich ins Unvermeidliche schicken, haben es gut.«

Religion als Krücke. Jochen hat keine. Und Christiane, von der Religion enttäuscht und auch ein bißchen verbittert, setzt hinzu: »Krankheit ist ein Fehler, eine Schwachstelle im komplizierten Körper. Manche machen aus einem Manko einen Glorienschein. Wohl ihnen!«

Die vielen Schrecksekunden mit dem unberechenbaren Kind zehren an ihrer Kraft. Die zierliche Frau in Jeans, Pullover und Gesundheitsschuhen, musisch begabt und eine begnadete Malerin, sieht müde aus. Zum alltäglichen Programm kommen zur Zeit Schmerzen. Christiane ist beim Skifahren unglücklich gestürzt. Beide Hände in Gips. Ins blonde Kurzhaar mischt sich Grau.

Jochen, blond und schmal, könnte als einer seiner Studenten durchgehen. Bei aller Bitterkeit sind er und Christiane dankbar für vieles, weil es so schwer erarbeitet werden mußte. Das Haus hoch im Allgäu ist wunderschön.

Das Los des Jungen hat Vater und Mutter zu ehrenamtlichem Engagement für Eltern in gleicher Situation gebracht. Jochens Erfahrungen: »Behindertenstätten sind oft Sprungbretter für Möchtegernlehrer. Die Fluktuation ist riesig. Die Betreuerinnen sind lieb. Aber in der Verwaltung hat man keinen Zugang zu behinderten Kindern.«

Frust bleibt Christiane und Jochen auch bei ihrem Engagement in der Elternarbeit nicht erspart: »Elternabend mit normalem Programm: Bei 35 behinderten Kindern 35 Elternteile. Sollte man denken. Es kommen acht Mütter. Eine Einladung zum Thema Erbverträge in eine Kneipe: 150 Leute, kein Parkplatz mehr zu kriegen, alle Eltern da und Opa und Schwester und Onkel, weil alle durch den einen Fall in der Familie betroffen sind.«

Das ist in Jochens Familie nicht anders. Auch er und Christiane haben getrickst, um dem Sohn nach ihrem Tod ein Dach über dem Kopf zu sichern. Normalerweise würde Thomas' Pflichtteil vom Staat kassiert, das Haus müßte verkauft werden. So haben die Eltern dem Sohn ein lebenslanges Wohnrecht in einem bestimmten Raum vererbt. Und um dieses Zimmer herum kann man schlecht den Rest des Hauses verkaufen.

Jochen und Christiane sind über vierzig. Immer öfter lähmt die beiden das Gefühl, das Leben laufe an ihnen vorbei. Jochen schwärmt von einem Kaffeehausbesuch ohne Thomas. Dasitzen und Leute gucken. Kein »Mach mal, geh weg da, putz dir die Nase«. Es war erholsam wie für andere Leute Urlaub.

Ein Dauerregentag heißt bei dieser Familie »eitler Sonnenschein«. »Keiner muß raus, keiner muß sich doof anschauen lassen, kein Schniefen, kein Naselaufen.«

Im Gegensatz zu den meisten anderen, die mit Behinderung direkt oder indirekt zu tun haben, können Christiane und Jochen die Aufregung über das Kieler Urteil – der Anblick von Behinderten im Hotel beeinträchtigt die Erholung, ein Preisnachlaß ist angemessen – nicht teilen. »So, wie der Geldadel in seine Hotels fährt und die Mittelschicht in ihre, so fahren Behinderte eben in ihre Einrichtungen. Wir sind nicht abgebrüht. Unser Sohn spuckt und sprotzt auch, und wir finden es eklig.« Jochen fügt hinzu: »Ich mag es auch nicht, wenn Behinderte mich unverhofft umarmen.« Für seinen Sohn gilt das allerdings nicht.

Bei aller Kraft, die er und Christiane in fünfzehn Jahren

gelassen haben, bei allem Streß und aller Enttäuschung: Thomas wird geliebt, und er hat es gut. Außerdem gibt es da noch zwei Großmütter, die den Jungen gern um sich haben. Im Sommer war er drei Wochen bei einer von ihnen, die übrige Familie blieb zu Hause im Allgäu. In der ersten Woche waren Vater, Mutter, Schwester wie gelähmt. Sie saßen da und machten große Pläne. Danach waren sie wie befreit, und das Ferienglück brach aus: Pizza essen gehen und durchs Moor laufen.

Fabian

Er sieht aus wie eine Engel. Er gehört zu dieser Sorte Kinder, die man auf der Stelle stehlen möchte. Der niedliche Lockenkopf mit den großen Augen und der zutraulichen Art könnte eher als Kinderstar durchgehen denn als behindertes Kind.

Nach dem großen Bruder Benjamin ist Fabian das zweite Wunschkind von Dagmar und Rudolf, einem Journalistenehepaar. Rudolf erzählt die Geschichte seines Sohnes. Die Schwangerschaft verläuft normal. Nach zweieinhalb Stunden Kreißsaal ist Fabian da. Mutter und Kind wohlauf. Um sechs Uhr morgens geht der Vater nach Hause. Um zehn ist er wieder da. Er kommt dazu, wie sein Kind in Folie gepackt wird. Es ist sichtbar verfallen, grau, atmet flach. Zuerst hat es geheißen, dem leichten Frühchen, drei Wochen vor dem Termin, müsse beim Atmen geholfen werden, die Lunge sei noch ein wenig schwach. Tatsächlich aber hat Fabian eine schwere Blutvergiftung durch Streptokokken B. Auf der Intensivstation der Universitätsklinik Köln versetzen die Ärzte den Säugling in einen medikamentösen Tiefschlaf, geben ihm Antibiotika und beatmen ihn künstlich. Dennoch hat das Baby nur wenig Überlebenschancen.

»Er war ein Todeskandidat«, sagt sein Vater. »Aber die Ärzte haben uns Mut gemacht. ›Er kämpft‹, haben sie gesagt. ›Der will leben.‹« Und der Dreifachschlag an Behandlung hat es dann auch gebracht. Die Lunge hat das Atmen übernommen. Die Sauerstoffzufuhr wurde immer weniger. Nach der Entlassung bekam Fabian Luminaletten: Im Elektroenzephalogramm (EEG) gab es Hinweise auf eine leichte Krampfbereitschaft, das Medikament sollte potentielle Krämpfe verhindern. Die Nervenzellen im Gehirn müßten nachreifen, sagten die Ärzte. »Nach drei oder vier Monaten

Behandlung sind wir wieder hingefahren, haben ein neues EEG machen lassen – und alles war in Ordnung. Kein Befund mehr.«

Nichts war in Ordnung. Viel später, nach dem ersten Anfall und als die Eltern lernen, ein EEG ein bißchen zu lesen, sehen sie, daß es eine große Krampfbereitschaft auch ohne Krämpfe geben kann. »Wilde Kurven« entdecken sie. »Im EEG passiert dauernd etwas, alle zwei bis drei Minuten geschieht etwas mit dem Gehirn. Unterhalb der Krampfschwelle hat es wahrscheinlich lange vor dem ersten Anfall viele Entladungen gegeben – schwer denkbar, daß sie ohne Einfluß geblieben sind.«

Fabian allerdings ist ein sehr ruhiges Kind, leicht zu haben, ein einfacher Schläfer, fast schmerzunempfindlich. Den Eltern ist er zu ruhig. Dagmar turnt mit ihm nach der Vojta-Methode, um die Nerven zu reizen und ihn in Bewegung zu bringen. Bei dieser Art Gymnastik werden drei Extremitäten festgehalten, damit sich die vierte bewegt. Es sieht aus wie Quälerei, tut aber nicht weh. Im Urlaub in Holland läuft Fabian zum ersten Mal allein. Da ist er anderthalb. Daß er relativ spät dran ist, soll die Eltern nicht beunruhigen. Das wird schon, sagen die Kinderärzte. »Lassen Sie mal, das kommt alles.«

Dagmar merkt dennoch, daß mit ihrem Sohn etwas nicht stimmt. Der hört nicht richtig, denkt sie. Am Werner-Otto-Institut in Hamburg läßt sie Fabian untersuchen. Eine mittelgradige auf einem, eine hochgradige Schwerhörigkeit auf dem anderen Ohr werden festgestellt. Ein Blick in die Krankenakte genügt den Ärzten am Institut. Die Antibiotika, mit denen Fabians Leben in Köln gerettet wurde, schlagen auf den Innenohrnerv. Mit dieser Information hätte Fabian im Alter von sechs Monaten auf seine Hörfähigkeit untersucht werden und beizeiten ein Hörgerät bekommen können. Nun ist er zwei, und die Eltern glauben zu wissen, was ihm zur Entwicklung gefehlt hat: akustische Reize.

Mit Hörgeräten und Logopädie holt Fabian schnell auf, lernt sprechen bis auf die Sch-Laute. Er entwickelt sich ab dem dritten Lebensjahr scheinbar normal, nur die Abläufe in der Feinmotorik sind gestört. So kann er zum Beispiel einen Stift halten, aber nicht führen: statt zu malen oder zu schreiben setzt er, wenn überhaupt, wilde Krickel aufs Papier. Er meidet alles, woran er scheitern könnte, etwa schräge Ebenen und Treppen.

Wer länger mit Fabian zusammen ist, mag sich über eine Marotte wundern: Er wiederholt den letzten Satz oder die eben gestellte Frage bis zu zwanzig-, dreißigmal. Das ist kein Spiel, um die Eltern zu ärgern, sondern Teil seiner Krankheit. Echolalie und Perseveration sind die Fachausdrücke für dieses krankhafte Verweilen bei ein und demselben Denkinhalt oder einer Äußerung ohne Rücksicht auf den Fortgang des Gesprächs.

Solche Auswirkungen von Fabians Behinderung sind für seinen Vater am schlimmsten. »Aufs Ganze ist das manchmal entmutigend. Wir haben oft den Eindruck, wir kommen nicht wirklich weiter, treten auf der Stelle. Das macht ungeduldig. Dabei betreibt Fabian keine Verweigerungsstrategie, wie wir zuerst geglaubt haben. Er kann es nicht. Du kannst nichts machen, und das ist oft nervtötend. Manchmal haben wir das Gefühl, es sei alles da, alles in ihm. Wir müssen es nur herausbringen.«

Fabian wird verhaltensauffällig. Er kommt nicht zurecht mit anderen Kindern, findet keinen Spielkameraden. Im Kindergarten kann er bleiben, weil ihn die Erzieherinnen protegieren.

An einem Novembertag 1989 geht Fabian wie gewöhnlich ins Bett und schläft sofort ein. Eine halbe Stunde später kommt der erste große Krampf. Schaum vor dem Mund, glasiger Blick. Rudolf wählt die 112. Als Dagmar nach Hause kommt, ist der Flur voller weißer Männer. Fabian kommt nach zehn Minuten auf Rudolfs Arm wieder zu sich. Nachdem er sich die ganze Zeit gespannt hatte wie ein Flitzebogen, wird er schlaff und ist benommen. Der Krankenwagen bringt ihn in die Universitätsklinik Eppendorf. Computertomographie. EEG. Von »größerem Krampfpotential« spricht der

Arzt. Die Eltern fragen ihn nach dem Unterschied von Krampfpotential und Epilepsie. »Keiner«, sagt der Arzt.

Auf welcher Seite das Kind krampft, will der Arzt wissen. Rudolf hat keine Ahnung. Darauf hat er im Schock über den Anfall nicht geachtet. Dabei ist diese Information wichtig für die Diagnose. »So. Nun wußten wir's«, sagt Rudolf. »Wir wurden entlassen, sollten Fabian beobachten und bekamen einen Saft mit zur Krampfunterdrückung. Abwarten, hieß es. Kein Wort über die Zukunft, nichts. Keine Prognose, ob schlimm oder leicht. Ob wir unser Leben ändern sollten? Nein. Ob Fabian in den Kindergarten gehen könne? Ja. Was im Notfall zu tun sei? Ein Klistier verabreichen. Ansonsten: Kein Aufhebens machen. Keine Rücksicht nehmen, wenn er frech ist. Ihn bloß nicht in Watte packen. Normal weiterleben.«

Das Entscheidende bekamen Fabians Eltern nicht zu hören: daß man mit ihm ein Schlaf-EEG machen muß, weil der Krampf in der Einschlafphase eingetreten ist. Es gibt so viele Formen von Krämpfen wie Herde im Hirn. Eine ganz wichtige Form ist die in der Einschlafphase.

Das Schlaf-EEG wird nachgeholt. Fabian wird bis Mitternacht wach gehalten und früh um fünf wieder geweckt, so daß er am Vormittag tatsächlich einschläft. Das EEG zeigt: Die Entladungen unterhalb der Krampfschwelle sind stärker und häufiger als tagsüber. Merkwürdig findet Rudolf das, denn Fabian schläft wie ein Murmeltier, ist aber am Tag unkonzentriert und hektisch. Nun wissen Dagmar und Rudolf: Mit fast hundertprozentiger Sicherheit wird Fabian tagsüber keinen Anfall bekommen. In der Nacht wacht ein Babyphon über ihn. »Ungeheuerlich« findet Rudolf es noch heute, »daß man uns das nicht gesagt hat. Danach muß sich ja schließlich die Medikation richten.«

Es beginnt eine Irrfahrt durch die Wartezimmer der Ärzte. Fabian wird medikamentös anders eingestellt. Ein neues Mittel – Ospolot – wird probiert. Im EEG sind die Linien auf einmal glatt. Die Eltern wissen, daß das Medikament eine dreißigprozentige Gewöhnungsquote hat, daß also bei einem Teil der Patienten die Wirkung nach einiger Zeit aufhört. Fabian gehört dazu. Nach ein paar Monaten bleibt die Wirkung aus.

Generell beschränkt sich die beobachtbare Interaktion zwischen Medikamenten auf höchstens zwei. Bei Fabian sind es zeitweise vier. Eines davon setzt ihn total schachmatt. Morgens um zehn legt er sich todmüde in eine Ecke. Den Professor, eine Kapazität seines Fachs, beeindruckt das wenig. »Ist doch gut«, sagt er. »Das Kind ist ruhig.« Auch an den immerhin denkbaren Wechselwirkungen zwischen Schwerhörigkeit und Epilepsie zeigt er kein Interesse. Er ist statistisch stets auf dem neuesten Stand, schaut aber weder Eltern noch Kind an. Als Dagmar in Tränen ausbricht, schlägt er ihr eine Therapie bei seiner Frau vor.

Derlei Lieblosigkeiten sind genau das, was Eltern behinderter Kinder noch brauchen, und doch berichten fast alle von solchen Erlebnissen. Rudolf ist im Zwiespalt: Einerseits kann man bei einem solchen Rüpel von Arzt nicht bleiben. Andererseits weiß er, daß Eltern auf der Suche nach Heilung tingeln von Kehl nach Kiel und von Bonn nach Bethel. Da will er sich nicht einreihen.

Im August 1991 darf Fabian zum ersten Mal auf den Hamburger Dom, eine Riesenkirmes. Es ist alles toll und sehr aufregend. Am gleichen Abend, wieder in der Leichtschlafphase, erleidet er den zweiten großen Anfall. Er bekommt sein Notfallklistier. Am nächsten Morgen geht er in den Kindergarten.

Ab Oktober 1991 ist Fabian in der Vorschule. 1992 wird er an einer normalen Grundschule in die Integrationsklasse aufgenommen, als eines von drei behinderten Kindern unter siebzehn gesunden. Weitere Anfälle sind bisher ausgeblieben. »Bis 1996 ist Fabians Zukunft gesichert«, sagt Rudolf mit spürbarer Erleichterung. »Für seine Verhältnisse macht er Fortschritte.«

Am Werner-Otto-Institut haben Dagmar und Rudolf die Beratung gefunden, die sie sich gewünscht haben. Dort sind Ärzte, Logopädin und Ergotherapeutin miteinander im Gespräch, tragen zusammen, was ein ganzheitliches Krankheitsbild ausmacht. Ihre Diagnose: Fabian ist in jedem Fall lernbehindert, möglicherweise geistig behindert, verfügt über Inselintelligenzen. Die allerdings sind verblüffend. Der Junge kann gehörte Lieder nachsingen. Er sitzt vor einem Buch und liest vor. Dabei kann er gar nicht lesen, weiß das Märchen aber fast im Wortlaut auswendig. Er zählt bis 25, kann aber zwei und zwei nicht zusammenrechnen. Er kennt keine Uhr, und was gestern, morgen, nächstes Jahr bedeuten, sagt ihm nichts. Er spielt seine Spiele an einem Tag souverän und fröhlich, beim nächsten Mal weiß er die Regeln nicht mehr.

Die Eltern gehen mit Fabian normal um. Als er eines Tages seine Tabletten nicht mehr nehmen wollte, haben sie ihm gesagt: »Wenn du sie nicht nimmst, könntest du krank werden, Krämpfe bekommen, und es ginge dir ganz schlecht. Das wollen wir nicht.« Zu den Tabletten gibt es meistens Früchte, die er gern mag.

Für Dagmar und Rudolf hat sich einiges verändert. Früher konnten sie Fabian schon mal dem älteren Bruder überlassen, aber der hat seit den Krampfanfällen Angst vor soviel Verantwortung. Einer von beiden muß also immer da sein. Rudolf hat unter anderem wegen Fabian beruflich zurückgesteckt und belegt nur noch eine halbe Redakteursstelle, um Dagmars Berufstätigkeit zu ermöglichen. Vorher hatte sie zehn Jahre lang eine halbe Stelle gehabt.

Rudolf weiß, daß seine Familie privilegiert ist. Es ist Geld da für eine Kinderfrau, die Wohnung ist geräumig und hat einen Garten. Und Fabians Eltern kommen schon durch ihren Beruf leichter an Informationen als viele andere. Obwohl die Recherche zur Grundausbildung jedes Journalisten gehört, haben Dagmar und Rudolf durch Fabians Krankheit gelernt, noch genauer zu fragen. Keinem Arzt lassen sie mehr eine nichtssagende Antwort durchgehen. Wenn der nicht präzise genug ist, versuchen sie am Ball zu bleiben. »Hartnäckig muß man sein«, sagt Rudolf. »Einfach immer weiterfragen. Ärzte sind oft gedankenlos und überlastet. Sie wiegeln nicht einmal ab. Sie sagen halt nichts. Im Grunde kann man nur die Treffergenauigkeit erhöhen.«

In Fabians Fall ist die Sache dadurch besonders schwierig, daß zwei Behinderungen zusammenkommen: Schwerhörigkeit und Epilepsie. Niemand hat bisher gesagt, ob seine Defizite und Verhaltensauffälligkeiten auf das eine, das andere oder auf das Zusammenwirken beider Faktoren zurückzuführen sind. Oder vielleicht sogar auf etwas Drittes. Allerdings sind sich Dagmar und Rudolf darüber klar, daß das womöglich nie jemand wird sagen können.

Was die Eltern sich für ihren Jungen wünschen? »Wir möchten, daß er die Pubertät erreicht mit möglichst wenigen Schäden. Es gibt bei seiner Krankheitsform die Chance, daß die Epilepsie dann verschwindet. Wir haben keine übertriebenen Hoffnungen in Sachen Schule. Wir träumen nicht von einem Abitur, nicht einmal von einem qualifizierten Hauptschulabschluß. Wir möchten, daß Fabian seine Möglichkeiten erreicht. Und daß er unabhängig wird von fremder Hilfe.«

Zu den Glücksfällen zählt Rudolf heute Menschen, die Fabians Leben leichter gemacht haben. Etwa jene Vorschullehrerin, die mit gesunden und behinderten Kindern erst einmal im Spiel herausgefunden hat, wo die Schwächen der Kinder liegen. Jedes darf erzählen, was es nicht kann und wo es anderen nützen könnte. Zum Beispiel kann einer seine Schuhe nicht zubinden. Fabian kann das auch nicht. »Willst du dir helfen lassen?« fragt die Lehrerin. Und es funktioniert. Die Kinder lernen, daß nicht jeder alles leisten muß. Sie lernen, daß sie eine Schwachstelle haben dürfen, über die keiner spottet. Und daß andere ihnen helfen.

Anja

Eine stille Seitenstraße in Ahlen. Mietshäuser mit großen Grünflächen dazwischen. Hildegard hat Besuch von ihrer Nichte und dem Großneffen, einem munteren Kleinkind. Wie mag ihr zumute sein, wenn sie ein solches Kind sieht, gesund und unternehmungslustig? Ihre Tochter Anja ist mehrfach behindert. Sie wird nie ohne Hilfe leben können.

Hildegard und Wilhelm sind schon sieben Jahre verheiratet, als sich das Baby ankündigt. Die werdende Mutter, 38 Jahre alt und ein bißchen ängstlich – »Man hört ja immer, so späte Schwangerschaften wären riskant« –, geht regelmäßig zum Frauenarzt, einem väterlichen Vertreter seines Fachs, zu dem sie »hundertprozentiges Vertrauen hat«. Der beruhigt sie: »Sie können ein Kind kriegen wie eine Achtzehnjährige!«

Hildegard fühlt sich gut während der Schwangerschaft. Als die Wehen einsetzen, ist Wochenende. Im Krankenhaus ist kein Arzt anwesend, »und die Hebamme im Kreißsaal war über siebzig«. Als Hildegard unter den Preßwehen stöhnt, wird sie ausgeschimpft, sie solle sich nicht so anstellen. Aber es geht nicht weiter mit der Geburt. Irgendwann hört Hildegard die alte Frau murmeln, nun müsse doch ein Arzt her. Der holt das Kind im Straßenanzug, ihm bleibt nicht einmal mehr Zeit, einen Kittel überzuziehen. Als er die Saugglocke ansetzt, sagt er: »Mannomann, das ist ja wie eingemauert!«

Anja wiegt sieben Pfund, ist 52 Zentimeter groß, linksseitig spastisch gelähmt, geistig behindert und krampft von Geburt an. In der Nacht wird sie notgetauft. Es ist der 18. Oktober 1975. Hildegard wird entlassen, ihre kleine Tochter nicht. Erst zwei Monate später, kurz vor Weihnachten, werden die Eltern zu einem Gespräch ins Krankenhaus gebeten. »Wir haben gehofft, daß wir die Kleine nach Hause holen dürfen«, sagt Hildegard. »Statt dessen kam der Schlag in den Nacken. ›Ihr

Kind ist schwer behindert‹, sagt der Arzt. ›Es wird nie laufen, nie zur Schule gehen.‹ Also, dagegen ist Anja heute Gold.«

Auch im Januar kommt das Mädchen nicht heim, sondern wird in eine Klinik nach Münster überwiesen. Die Eltern müssen es selbst hinbringen. »Grausam« sei es gewesen, erinnert sich Hildegard, das Kind ein paar Stunden im Arm zu haben und gleich wieder hergeben zu müssen.

Als Anja endlich nach Hause darf, gibt Hildegard ihren Beruf als Schneiderin auf. Sie turnt mit dem Kind und geht so normal wie irgend möglich mit ihm um. Die Verwandtschaft akzeptiert Anja sofort, sie wird überallhin mitgenommen, spielt bei Familienfeiern auf einer Decke mittenmang und steht bei jedem Fest im Mittelpunkt. In den ersten beiden Jahren allerdings haben Hildegard und Wilhelm so gut wie nie Besuch. Fremde können bei Anja Angstkrämpfe auslösen, unvorhergesehene Ereignisse Schreckkrämpfe. Anja entwickelt sich nur langsam. Aber die düsteren Prognosen der Ärzte treffen nicht in vollem Umfang ein. Mit vier kann die Kleine laufen und ist sauber. Sie geht in einen Kindergarten in Hultrop, wechselt mit sechs auf eine Körperbehindertenschule in Oelde, drei Jahre später auf eine Schule für geistig Behinderte in Beckum. Sie wird diese Schule wohl bis zu ihrem 21. Lebensjahr besuchen. Ein Verbleiben darüber hinaus ist nicht möglich. Täglich wird Anja morgens mit einem Bus abgeholt und zu einer beschützenden Werkstatt in Freckenhorst gebracht, in der sie mit anderen Zuarbeiten für Firmen leistet: Kabelstränge oder Spielzeug.

In den ersten Jahren hat Hildegard liebevolle Unterstützung von ihrer »ganz tollen Schwiegermutter«. Wilhelm ist Fernfahrer. Er habe, sagt er, zwei Jahre gebraucht, um die Behinderung seiner Tochter zu begreifen – und zu akzeptieren. »Warum gerade wir?« fragt er. »Es ist einfach ungerecht. Meine Frau hat alles in der Schwangerschaft getan, was man tun kann, und nichts, was dem Kind schaden könnte. Zwei oder drei Monate nach Anjas Geburt wurde in dem Krankenhaus das ganze Ärzteteam ausgewechselt. Die müssen ganz schön viel Mist gebaut haben.«

Seit weit über zehn Jahren gehört Hildegard zu einem Kreis von Eltern mit behinderten Kindern. Sie machen gemeinsam Urlaub, laden Ärzte, Juristen oder Vertreter von Behörden ein, um genau informiert zu sein. Sie besichtigen Werkstätten und Heime. Als Anja mit acht Jahren zum ersten Mal auch Fallkrämpfe bekommt, zieht sich Hildegard aus dem Kreis zurück. Eine Lehrerin, auch Mutter eines behinderten Kindes, ließ ihr das nicht durchgehen. Hartnäckig hat sie Hildegard immer wieder besucht und überredet, in die Gruppe zurückzukommen. Heute weiß Hildegard, wie dankbar sie dieser Frau sein muß. Vermutlich hätte sie sich völlig von der Außenwelt isoliert. Und die Gruppe gibt ihr Kraft, die sie dringend braucht.

Dünnhäutiger wird sie mit den Jahren. Es regt sie auf, wenn die Leute hinter ihrem Rücken tuscheln. Es ärgert sie, wenn in der Kirchengemeinde Gerede entsteht, weil Anja bei der Kommunion im Kreis der Gesunden einen Stuhl bekommt, während die anderen stehen, und weiße Hosen trägt statt eines Kleides, um die häßlichen Gesundheitsschuhe zu verstecken. Blut und Wasser haben sie geschwitzt, Hildegard und Wilhelm, schon bei der Generalprobe für die Kommunion. Anja war aufgeregt, Aufregungen können Anfälle auslösen. Aber es ging alles gut. Die Eltern durften neben ihr stehen.

»Nur gute Erfahrungen« hat Hildegard mit der oft gescholtenen Jugend gemacht. »Das dumme Geschwätz kommt von den Älteren, die es besser wissen müßten aufgrund ihrer Lebenserfahrung. Es sind Jugendliche, die die Behinderten bei uns betreuen, sogar mit ihnen in Urlaub fahren. Und als Anja mal auf der Straße einen Anfall bekam, haben sofort zwei Autos gehalten mit jungen Leuten, die fragten, ob sie helfen können.« Hildegard und Wilhelm sind in den Fünfzigern. Wie alle Eltern eines behinderten Kindes treibt sie der Gedanke um, wie sie für Anja vorsorgen können. Wilhelm will »ein Haus kaufen mit Garten, später einen Vermögensverwalter einsetzen für das, was übrigbleibt, damit Vater Staat nicht gleich kassiert«.

Niemals würden die Eltern Anja ins Heim abschieben. Gruselige Geschichten aus dem Bekanntenkreis bestärken sie in dieser Absicht. »Da haben welche ihr Kind weggegeben, das lebt jetzt in einem Haus nur mit 60- bis 80jährigen zusammen. In einem anderen Fall hat ein Ehepaar – er Pädagoge, sie Krankenschwester – das Kind ins Heim gesteckt, um die Ehe zu retten. Hat aber nichts genützt. Die beiden sind trotzdem auseinander, und das Kind ist todunglücklich.«

Die traurigen Beispiele verstellen Anjas Eltern dennoch nicht den Blick auf die Realitäten. Wenn sie eines Tages nicht mehr da sind, muß Anja irgendwo unterkommen. Da wollen sie schon noch dafür sorgen, daß es ein guter Platz ist. Sie haben sich ohne Gefühlsduselei Einrichtungen angeschaut. Eine haben sie gefunden, »da gab es Einzelzimmer, Doppelzimmer und Räume, in die man sich zurückziehen konnte«. Wartelisten gibt es für alle Heime. Wilhelm wünscht sich, daß »Knebelverträge« zwischen Werkstatt und Heimplatz abgeschafft werden. Schrecklich findet er das, »wenn einer nicht arbeiten kann oder die volle Leistung nicht bringt, dann muß er den Heimplatz räumen«. Und weil wir gerade beim Wünschen sind, fügt er noch hinzu: »Die Pflegeversicherung muß so schnell wie möglich im Bundestag durchgehen«, und »Es muß mehr Kurzzeitheime für Menschen wie Anja geben, wenn die Eltern mal wegmüssen oder krank sind. Und dann wünsch' ich mir noch genügend geschultes Personal in den Einrichtungen.« Hildegard möchte nur, »daß Anja weniger Anfälle hat. Oder gar keine.« An dem Mädchen sind im Lauf der Jahre alle gängigen Medikamente ausprobiert worden, aber anfallsfrei wurde es nicht. Zehn Tabletten täglich muß Anja einnehmen, regelmäßig einen Medikamentenspiegel machen lassen, um Blut- und Leberwerte zu überprüfen.

Zur Zeit beschäftigen sich Hildegard und Wilhelm mit der Frage nach einer Zwangssterilisierung ihrer Tochter, die langsam eine junge Frau ist. Für gläubige Katholiken ist das ein heikles Thema. Andererseits: Anja ist voll in der Pubertät. Das hat auch Auswirkungen auf das Verhältnis zwischen Mutter und Tochter. Die extrem enge Mutterbindung lockert sich. Anja ist verbal aggressiv, trotzt, ärgert die Mutter. Hildegard weiß nicht, ob sie eher froh oder doch traurig sein soll über den Ablösungsprozeß ihrer Tochter. Wie wird es sein, wenn Anja selbst lieber mit anderen in einer Einrichtung leben will? Seit fast zwanzig Jahren dreht sich Hildegards Leben nur um dieses Kind. Aber die Kraft läßt nach. Und Anja hat täglich mehrere Anfälle. Sie ist ein kräftiges Mädchen. Hildegard sagt, sie habe das alles im Griff. Auch Anfälle können Routine werden. Zu Hause trägt Anja ihren schweren Sturzhelm nicht.

Während Anja sich in ihrem Zimmer, das sich in nichts von anderen Jungmädchenzimmern unterscheidet, ausruht, haut Hildegard mit der Faust auf den Tisch. Zum ersten Mal in ihrem Leben hat sie eine Kur beantragt. Sie hält den Ablehnungsbescheid in den Händen. »Das steht mir doch zu«, erregt sie sich. »Ich bin doch kein Lau-Schöpper«, was so etwas wie Absahner ist. »Ich habe 21 Jahre gearbeitet und pflege seit ihrer Geburt meine schwerbehinderte Tochter!« Sie wird Einspruch einlegen, das ist gewiß. Wenn Hildegard eines Tages nicht mehr kann, wird es schwierig. Wilhelm kann sie nicht ersetzen. Er hat sich in einem langen Berufsleben am Steuer des Lasters den Rücken kaputtgesessen. Er ist krank und wird in seinem Beruf wohl nichts mehr finden. Und umschulen? In seinem Alter?

»Ich weiß jedenfalls, was mich tröstet«, sagt Hildegard, und sie lacht schon wieder. »Der Kühlschrank. Man sieht's ja.« Was man nicht sieht: zu hoher Blutdruck, ein schwaches Herz. Aber bevor sich Hildegard Sorgen macht, zeigt sie lieber ihr Hobby in Regalen und Schränken, auf Bord und Couch. Sie sammelt Puppen. An diesen perfekten Geschöpfen freut sie sich. Ein paar Kostbarkeiten sind auch dabei. Hildegard steht davor und streicht einer Puppe gedankenverloren übers Haar. »Man darf ja nicht ausfallen«, sagt sie. »Man muß immer an Deck sein.« Sie sagt man. Aber sie meint sich.

Letzter Stand der Dinge: Durch die Selbsthilfegruppe für Anfallskranke erfahren Hildegard und Wilhelm von dem Medikament Sabril, das seit 1991 auf dem Markt ist und das nur geringe Nebenwirkungen auslösen soll. Seit der Anwendung ist Anja anfallsfrei. Für die Eltern ein unbeschreibliches Erlebnis.

Clemens

Ein Mann plant sein Leben. Für einen Twen ist das nichts Ungewöhnliches, aber Clemens ist über vierzig, und was er da so schwungvoll in Angriff nimmt, ist sein zweites Leben, ein geschenktes dazu. Denn fast wäre es zu Ende gewesen.

Am 3. März 1990 betritt Clemens, wie jeden Tag, die B-Ebene des Frankfurter Hauptbahnhofs, um nach der Arbeit heim nach Wiesbaden zu fahren. Was dann passiert, erzählt er so:

»In dem Moment, in dem der Zug einfährt, setzt bei mir ein Anfall ein. Ich hatte so einen Vorboten, eine Aura. Das ist ein ganz bestimmtes Gefühl, das den Menschen, die es haben, ankündigt, jetzt kommt er. Ich habe mich auf den Anfall konzentriert, und dann war ich auch schon weg. Bei mir ist das immer ein totaler ›Out‹. Was ich nicht mehr mitgekriegt habe: Im einsetzenden Anfall bewege ich mich auf den Bahnsteigrand zu und stürze über die Kante auf die Gleise. Direkt vor den Zug. Der Zugführer bremst mit aller Gewalt und kriegt die Bahn einen halben Meter vor mir zum Stehen. Viel passiert ist mir nicht. Ich hatte eine Gehirnhautöffnung und war lange bewußtlos. Diese lebensgefährliche Situation war für mich im nachhinein ein lebenschenkendes Ereignis. Normalerweise ist man bei so etwas gleich ganz weg oder so verkrüppelt, daß der Tod die bessere Alternative gewesen wäre.«

Im Krankenhaus läßt Clemens sein Leben Revue passieren. Er sieht mehr als zwanzig Jahre der Verdrängung. Seine Krankheit ist ausgeblendet worden, er hat sich ihr nie ernsthaft gestellt. Und doch haben die Anfälle sein Leben diktiert, seine Pläne zunichte gemacht und seine Möglichkeiten eingeschränkt.

Clemens kommt im Januar 1949 in Berlin zur Welt. Seine Mutter ist ein Kind der Stadt, sein Vater kommt aus Oberschlesien. Er ist Religionslehrer an Berufsschulen, geweihter Diakon und engagierter Christ, eine Autorität für die sechs Kinder, liebevoll und streng. Wie viele seiner Generation will er, daß seine Kinder es einmal besser haben, daß sie die Karriere machen, die ihm versagt geblieben ist. Manches in Clemens' Leben wäre besser verlaufen, wenn es diese Ansprüche des Vaters nicht gegeben hätte. Denn zu den unumstößlichen Maximen dieser Respektsperson gehört auch die verhängnisvolle Ansicht, daß Männer gesund zu sein haben. Clemens geht aufs humanistische Gymnasium. Er liebt alte Sprachen wie Griechisch und Latein und spielt mit den Geschwistern gern Theater. Berufswunsch: Schauspieler.

Niemand in der Familie denkt mehr an dieses merkwürdige Ereignis im Unglücksjahr 1956. Da hatte sich der kleine Clemens die Kniescheibe zertrümmert. Ein halbes Jahr später erwischten die Masern den Siebenjährigen. Dann hatte er diesen schrecklichen Anfall mit Krämpfen und verdrehten Augen, dem achtzehn Stunden ohne Bewußtsein folgten. Den Eltern sagten die Ärzte damals, das Masernvirus könne das Kleinhirn befallen und solche Anfälle auslösen. Da es aber auf viele Jahre hinaus bei diesem einen Krampf blieb, geriet die Geschichte in Vergessenheit. Präsenter sind dem heranwachsenden Clemens seine diffusen Ängste. Mit 14 fürchtet er sich vor allem und jedem. Auf der Straße schaut er über die Schulter, ob einer hinter ihm ist. Er hat Angst im Keller, sucht Schutz bei den Geschwistern, klammert sich an sie und schämt sich dabei, denn ein Junge darf keine Angst haben. So hat es ihm der Vater eingebleut.

Trotz der Furcht macht Clemens mit 18 den Führerschein und mit 20 sein Abitur. Die Schauspielerei bleibt sein Hobby, nun möchte er Lehrer werden wie der Vater. Bei einer Hospitanz in einer Schulklasse passiert es: Clemens bekommt einen schweren Anfall und macht sich dabei in die Hose. Schock und Scham treiben ihn zum Arzt. Die Epilepsie wird festgestellt, Clemens medikamentös behandelt. Aber ernst genommen wird die Krankheit nicht, niemand redet darüber, weil nicht sein kann, was nicht sein darf – ein Kranker in der Familie.

Aber wie soll einer Lehrer werden, der vor den Kindern kollabiert? Der Vater schlägt vor, erst einmal etwas Praktisches zu machen, ohne das Ziel, Pädagogikstudium, aus den Augen zu verlieren. Was Vater sagt, ist Gesetz. Also wird Clemens Erziehungshelfer bei einem Dutzend schwieriger Jugendlicher zwischen 14 und 18. Er ist ein guter Praktiker, aber lausig in aller Theorie: Seine Panik vor Prüfungen führt dazu, daß Clemens bis heute keine Ausbildung hat. Darüber kommt es zum Zerwürfnis mit dem Vater, denn der wollte, so sein Sohn, »einen Diplompädagogen mit tollem Abschluß« sehen. Dafür macht Clemens in seinem Job die Erfahrung, daß er nicht minderwertig ist. Bei einem Gespräch über Krankheiten, ein Kollege hat es mit dem Magen, faßt sich Clemens ein Herz und offenbart sich der Erziehungsleitung. Der Satz »Ich hab' auch meine Magenschmerzen« ist für ihn ein Befreiungsschlag. Er wird mit seiner Krankheit akzeptiert, darf bleiben, wird nicht weggeschickt. Dem Vater aber ist es ein Leben lang unmöglich, den epileptischen Jungen anzunehmen. Wenn die Anfälle kommen, schaut er weg. Sein Rezept heißt: »Ärmel aufkrempeln, mach einfach, tu was!«

Warnsignale seines eigenen Körpers kann und will er genausowenig beachten. Der übergewichtige Mann nimmt auch einen Schlaganfall nicht ernst. Er stirbt mit 55 Jahren am Herzinfarkt. Der Tod des Vaters ist für Clemens ein Schock. Er stürzt total ab. Obwohl ihm, wie allen Epileptikern, Alkohol strikt verboten ist, sucht er Trost bei der Flasche. Er ist einsam und unglücklich. Daß er seinen Job nicht verliert, grenzt an ein Wunder. Er, der bisher für die Jugendlichen Vater und Mutter in einer Person war, verliert das Interesse an ihnen. Wenn er morgens mit einem Brummschädel wach wird, meldet er sich krank, erfindet immer neue Ausreden. Heute sagt Clemens, der Alkoholexzeß habe auch sein Gutes gehabt. Ohne ihn hätte er wahrscheinlich Selbstmord begangen.

Ein Jahr nach dem Tod des Vaters geht er freiwillig in eine psychosomatische Klinik. Nach acht Wochen wird er entlassen mit den Worten: »Es geht Ihnen gut, passen Sie auf sich auf, trinken Sie nicht.« Clemens hat zu dieser Zeit sieben bis acht Anfälle im Monat, unterschiedlich intensiv, die Medikamente verhindern Grand mals, aber die Absencen bleiben. Allerdings geht Clemens auch reichlich sorglos mit seinem Leben um. Zwar kennt er die beiden Punkte auf der Agenda genau: 1. Du darfst nicht saufen. 2. Du mußt deine Tabletten nehmen. Aber er hält sich nicht daran. Immerhin, nach dem Klinikaufenthalt beschließt er: Wenn du schon Punkt 1 nicht einhältst, dann nimm wenigstens regelmäßig deine Medikamente. Das zieht er durch. Und er geht in eine Gruppentherapie. Nach zweieinhalb Jahren Trauerarbeit über den Tod des Vaters kann er sie beenden. In den achtziger Jahren hilft er Kindern bei den Schulaufgaben und arbeitet in einer Spielstube an einem sozialen Brennpunkt. Er betreut Kinder in problematischen Familien. Er arbeitet nun nur noch zwanzig Stunden in der Woche, nicht mehr vierzig wie bisher. Er will endlich sein Studium nachholen, er fördert einen Sonderschüler als »Sohn«, er kann »ganz viel für andere tun, aber nichts für mich«.

Es wird nichts mit dem Studium. Nach weiteren acht Jahren bei der Caritas bietet ihm ein Kollege den Nachtdienst in der Bahnhofsmission an, von acht Uhr abends bis sieben Uhr morgens. Der Dienstplan sieht 77 Stunden am Stück vor, danach eine Woche frei. Auf Dauer packt Clemens das nicht. Während des Nachtdienstes häufen sich die Anfälle. Nach einem Jahr bieten ihm seine Vorgesetzten an, tagsüber Dienst zu tun. Er nimmt sofort an.

Seit 1987 hat er bei der Bahnhofsmission eine Kollegin vom Diakonischen Werk. Beate, ein Jahr älter als er und Mutter einer Teenagertochter, findet er von Anfang an toll, aber eine richtige Liebesgeschichte läßt er nicht zu. Eine »Mischung aus Sehnsucht und Angst« sei das gewesen, erzählt Clemens, Sorge, zuviel von sich aufgeben zu müssen, Furcht, verlassen zu werden, Zweifel an der eigenen Kompromißbereitschaft. Andererseits gibt es viele Gemeinsamkeiten: Die Liebe zur Klassik, die Lust an langen Gesprächen. Beim Abwaschen singen die beiden ganze Passagen aus der »Zauberflöte«. Es ist auch verlockend, eine reizende Stieftochter zu bekommen. Susanne nimmt Clemens mit offenen Armen auf – allerdings als Kollegen der Mutter. Als aus Spiel Ernst wird und aus dem Kollegen der Gefährte, wird es für Susanne schwieriger mit der Akzeptanz. »Müßt ihr schmusen, wenn ich dabei bin?« fragt sie – und Clemens holt die Vergangenheit ein. Ganz im Stil seines Vaters geht er davon aus, daß Kinder zu gehorchen haben, und doch weiß er, daß diese Zeiten vorbei sind. Es zerreißt ihn fast. »Ich wollte nie sein wie mein Vater, so ein pädagogischer Volltrottel. Mein Pädagogik-Selbstbild war völlig falsch. Es muß sich ändern, aber ich will es eigentlich auch wieder nicht. Was bleibt also? Einsamkeit? Die will ich auch nicht.« Und er setzt hinzu: »Es macht mich fertig, wie sehr ein Kind geliebt werden kann, wie frei und offen Susanne leben darf. Ich bin eifersüchtig. Ich bin neidisch.«

Am Ende überwiegen die positiven Aspekte. 1989 wird geheiratet. Selbstverständlich weiß Beate von den Anfällen. Clemens sagt lachend: »Ich bin ein netter und begehrenswerter Mensch!« Davon hat ihn seine Frau überzeugt.

Beate ist es auch, die ihm zu seinem zweiten Leben nach dem Sturz auf die Gleise hilft.

Fünf Tage nach dem Unfall ist für Clemens die Zeit des Verdrängens vorbei. In sein Tagebuch schreibt er: »Jeder kleine Gedanke ist anstrengend, jeder größere tut weh. Ich habe Migräne und ein Schleudertrauma im Nacken. Beate warnt mich vor dem Grübeln – nicht vor den Schwestern.« Clemens erinnert sich an die Aura, an das Würgen und Schlucken vor dem Anfall, und er weiß: Das war kein Petit mal, diesmal war es anders als sonst.

Er notiert: »Du kannst nicht hinnehmen, daß du einfach so in den Tod taumelst. Du mußt etwas tun, nach Möglichkeit lernen, deine Sinne zu beherrschen, sonst bist du in Lebensgefahr. Dein Leben ist ein Geschenk, und du hast Verantwor-

tung gegenüber dem, der es dir geschenkt hat. Der Schutz-
engel hat dir mit der Bratpfanne auf den Deetz gehauen, damit du wach wirst. Du hast überlebt. Was läuft da ab seit 25
Jahren? Wie stellst du dich dazu? Was kommt in Zukunft?
Die wollen dich hier in der Klinik wieder fit machen, und die
kleine Narbe am Hirn verheilt. Aber was dann?«

Beate läßt ihren Mann auf die neurologische Abteilung
einer anderen Klinik verlegen, neue Hirnstrommessungen
machen und die Medikation überprüfen. Dann muß sie zu
einer Fortbildungsveranstaltung nach Paderborn. Was sich
als Segen erweist. Denn hier hört sie von den Einrichtungen
in Bethel und ihren Möglichkeiten.

Clemens: »Ich habe mich gleich angemeldet, und ein Vier-
teljahr später, im August 1990, wurde ich aufgenommen auf
der Männer-D-Station. Erst einmal hat man versucht, mich
neu einzustellen und dadurch eine Besserung zu erreichen.
Dann hat mir ein Arzt gesagt: ›Sie sind medikamentenresi-
stent. Kommen Sie nächstes Jahr wieder, wir machen eine
neue Station auf, beobachten Patienten über Langzeit-EEG
und Video. Vielleicht ergibt sich für Sie die Chance einer
Operation, und vielleicht sind Sie danach anfallsfrei.‹« Als
Clemens nach drei Monaten wieder heimfährt, ist er sicher:
»Niemand darf an meinen Kopf!« Dann kommen die Bedenken: »Wenn du es nicht machst, läufst du morgen in die nächste S-Bahn. Dann bist du weg vom Fenster. Wenn du's ver-
suchst, hast du eine Möglichkeit, zumindest den Hauch einer
Chance, deine Lebensqualität zu verbessern. Also geh hin
und probier es aus!«

Im Februar 1991 fährt Clemens wieder nach Bethel zum
Intensivmonitoring. Das Ergebnis: Ein Herd im linken Schläfenlappen, Operation möglich. Im Mai werden die Untersuchungen wiederholt. Durch die Tablettenreduktion unter
Aufsicht hat Clemens mal sechs Anfälle in sieben Tagen,
dann sechs in drei Tagen. Die Ärzte machen ihm Mut zur
Entscheidung. Und wieder fährt Clemens nach Bethel. Beim
»Wadertest« wird überprüft, was die rechte beziehungsweise
linke Gehirnhälfte an Funktionen übernimmt, wenn die an-

dere ausfällt. Dem Patienten werden Fragen gestellt, mal in wachem Zustand, mal in Narkose. Am 19. Juli 1992 wird Clemens als dritter Patient überhaupt in Haus Gilead in Bethel operiert. Der Eingriff dauert sechs Stunden. Seitdem ist Clemens anfallsfrei.

»Ich fühle mich bewußter, freier, wertvoller. All die Jahre hatte ich Ängste, Schwierigkeiten, Tendenz: Mach ja den Mund nicht zu weit auf! Du hast eine Epilepsie. Du gehörst zum Letzten, zum dreckigen Rest, denn alle Epileptiker sind ja Idioten, nicht wahr? Das ist jedenfalls die landläufige Meinung in der Bevölkerung. Epilepsie, das ist keine rein organische Krankheit. Epileptiker haben einen verringerten Intelligenzquotienten und all so ein Zeug. Ich finde es wichtig, daß alle Leute erfahren: Epileptiker sind ganz normale Menschen. Das ist eine Krankheit wie etwa eine Herzkrankheit. Herzkrank darf man ja sein. Nur gehirnkrank darf man nicht sein. Eine Epilepsie darf man nicht haben.« Die Bitterkeit aus 25 Jahren schwingt noch nach. Aber sie weicht langsam der Normalität eines Menschen ohne Anfälle. Clemens ist seinem Arbeitgeber treu geblieben. Er koordiniert bei der Caritas Kranken- und Hauspflegezentrale für die Dienste an alten Menschen. Sich selbst hat er seit 1992 eine Psychoanalyse verordnet, um sein Leben aufzuarbeiten.

Er malt, schreibt, komponiert, spielt seit über 30 Jahren Klavier. Nach der Operation stellt er fest, daß seine linke Hand leichter und besser spielt, einfach so, ohne Training. In einem Rundfunkinterview ermuntert er Epilepsiepatienten in vergleichbarer Situation zur Operation: »Leute, die Angst vorm Skalpell ist verständlich. Ich kenne sie. Versucht, sie zur Seite zu schieben. Laßt euch beraten. Auch eine Operation, vor der man riesige Angst hat, kann gut sein!« Er hat's gewagt – und hat gewonnen. »Nach der Operation wurde mir klar, jetzt ist der Schritt getan, der notwendig war, um zu überleben. Und dann sagte ich mir, du hast dich letztlich einer Behandlung unterzogen, wie es sie besser momentan gar nicht gibt. Also, streck die Beine aus. Was soll noch sein?«

Martin

Sie wohnen in Hamburgs Süden, und das allein ist ungewöhnlich genug. Saarländer gehören zu den bodenständigsten Deutschen überhaupt. Nur wenige verschlägt es – wie die Alten heute noch sagen – ins »Reich«. Was alles Nichtsaarländische umfaßt.

Martin ist ein Kerl wie ein Baum. Wenn er durch die Tür kommt, wird der Raum eng. Der gemütliche Pfeifenraucher spricht bedächtig, Hektik ist ihm fremd. Martin ist Redakteur eines kirchlichen Magazins. Er fährt Auto, fliegt ins Ausland. Er gehört zur Mehrheit unter den Epileptikern: Jene, denen man nichts anmerkt.

Im Mai 1954 kommt Martin in Trier zur Welt. Sein Zwillingsbruder wird nur einen Tag alt. Der Vater ist Fotokaufmann, die Mutter Lehrerin. Sechs Jahre später wird ein Bruder hinzukommen.

Martin hat an seine Kindheit nur gute Erinnerungen. Die Familie ist nicht auf Rosen gebettet, aber es ist ein harmonisches Leben. Streit ist dem Jungen fremd. Sein bester Freund, Kind reicher Eltern, hat alles: eine elektrische Eisenbahn, Segelfliegermodelle. Als Martin gefragt wird, ob er lieber Reinhards Eltern hätte, sagt er spontan nein. Denn dort wird immerzu gestritten und herumgebrüllt. Martin kann heute noch keine Auseinandersetzungen ertragen.

Er geht in Trier zur Schule. 1968 zieht die Familie nach Saarbrücken. Sie will die Großeltern aus Kaiserslautern zu sich nehmen. Ein Jahr später stirbt die Oma, wenige Monate danach der Opa. 1970 geht Martins Mutter nach zehnjähriger Pause zurück in den Beruf.

Martin ist siebzehn, als der erste Anfall kommt. Morgens im Badezimmer kippt er um. Als er wieder zu sich kommt, hat er sich die Zunge aufgebissen, hat Prellungen, die Knochen tun ihm weh, als habe ihm einer die Arme verdreht. Er ist verwirrt, weil die Familie um ihn herumsteht und fragt, was denn los sei. Der Hausarzt überweist an den Neurologen. Nach dem ersten EEG und Zusatzaufnahmen vom Gehirn erklärt der Arzt, es liege ein Anfallsleiden vor. Er verschreibt Zentropil und Ergenyl, je morgens und abends eine zu nehmen. Er verbietet Alkohol und verordnet reichlich Schlaf. Martin lernt diesen Mann erst später schätzen. Zunächst stört ihn die nüchterne, geschäftsmäßige Art des Umgangs. Auf Nachfrage sagt der Arzt, »Anfallsleiden« habe etwas von Epilepsie, aber dieses Wort stigmatisiere und sei negativ belegt. Und er sagt auch: »Machen Sie sich's nicht noch schwerer, indem Sie es allen Leuten erzählen. Die meisten machen sich ein falsches Bild und können mit dieser Krankheit nicht umgehen. Nur Vertrauenspersonen sollten eingeweiht sein, um zu wissen, was bei einem Anfall zu tun ist, nämlich nichts. Bestenfalls ein Kissen unter den Kopf, aber sonst abwarten, bis er vorbei ist.«

Martin hat gerade angefangen, mit den Kumpels mal hin und wieder einen zu heben. Das darf er sich umgehend wieder abgewöhnen. Gräßlich findet er es, erklären zu müssen, warum er nicht mittrinkt. Nun gut, er bekommt Anfälle. Damit kann er besser umgehen als mit diesem fremdartigen Wort Epilepsie. Zwischen 1971 und 1975 hat er drei bis fünf Anfälle pro Jahr. Die Medikation wird variiert. Nach jedem Anfall ist ein neues EEG fällig. Das Herumsitzen im Wartezimmer und die Prozedur der Hirnstromaufzeichnung nerven Martin am meisten.

Alles, was mit seiner Krankheit zu tun hat, so belastend es auch sein mag, tritt 1974 in den Hintergrund. Der Vater wird schwer krank. Im Oktober bekommt er eine Lungenentzündung, danach quält ihn ein chronischer Schluckauf. Die Ärzte diagnostizieren Kehlkopfkrebs. Im April stirbt Martins Vater, erst 52jährig, an einem Hirntumor.

»Er war ein stiller, ruhiger Mann«, sagt Martin. »Ich war überfordert. Ich konnte mir ein Leben ohne diesen Vater nicht vorstellen, ich hab' geklammert. Wir waren eine so glückliche Familie. Wider besseres Wissen haben wir uns eingeredet, der Durchbruch zur Heilung stünde kurz bevor. Es hat keinen langsamen, vertrauensvollen Abschied gegeben. Wir waren sprachlos. Mein Vater ist wahrscheinlich mit Schuldgefühlen gestorben, daß er Frau und Söhne zurückläßt. Und ich habe bis heute Schuldgefühle, daß ich nicht mit ihm sprechen konnte. Er ist ganz allein gestorben, in der Strahlenabteilung.«

Nun ist Martin Familienvorstand. Er hat gerade Abitur gemacht und in Saarbrücken zu studieren begonnen. Er will Diplompädagoge werden und in der Jugend- und Erwachsenenbildung arbeiten. Damit er Saarbrücken nicht verlassen muß, studiert er zunächst an der Pädagogischen Hochschule für das Lehramt, wählt Deutsch und Evangelische Theologie. Später will er noch vier Semester Pädagogikstudium in einer anderen Stadt anhängen und sein Diplom machen – eine nützliche Doppelqualifikation. Schon damals engagiert er sich im Evangelischen Jugendwerk an der Saar. Sieht auf Seminaren Brigitte, seine spätere Frau. An eine Bindung denkt er noch nicht. Als Ältester im Haus hat er Verpflichtungen. Außerdem ist Brigitte eigentlich so ziemlich das Gegenteil von seiner Traumfrau.

Martins Mutter erhält nur eine kleine Witwenrente. Sie braucht das Gehalt der Lehrerin. Noch wichtiger aber als das Finanzielle ist die Aufgabe in der Grundschule. Sie hilft über den Schmerz hinweg, den die Mutter über den Tod ihres Mannes empfindet. Neben dem Beruf ist sie auf die beiden Söhne konzentriert. Das wird zum Problem, als Brigitte auftaucht. Zwischen 1975 und 1980 reduzieren sich Martins Anfälle. Mal sind es nur drei im Jahr, mal bleiben sie ganz aus. 1978 besteht er die erste Prüfung für das Lehramt. Vom Studieren hat er fürs erste genug. Die Chancen für Diplompädagogen sind schlecht, und beim Evangelischen Jugendwerk an der Saar gibt es eine Stelle, die für ihn wie geschaffen ist: Referent für Öffentlichkeitsarbeit im Projekt »Motivationsarbeit mit arbeitslosen Jugendlichen«. Nebenbei baut er ein Projekt »Entwicklungsbezogene Bildung« auf, seine eigentliche Berufung. Denn schon seit 1973 engagiert Martin sich ehrenamtlich in der entwicklungspolitischen Arbeit. Die ABM-finanzierte Stelle beim Jugendwerk ist sein Traumjob, der hat aber auch Schattenseiten. Als die Geldquellen 1981 spärlicher tröpfeln, rettet ihn ein Jahresvertrag bei einem kirchlichen Entwicklungsdienst. Die Hälfte seiner Arbeitszeit ist Martin in der Bundesrepublik unterwegs, um entwicklungspolitische Seminare zu organisieren. Der Rest bleibt für die Arbeit im Saarland. Es macht Martin nachdenklich, alle Jahre wieder um die Finanzierung seiner Stelle kämpfen zu müssen. Noch immer hat er keine abgeschlossene Ausbildung, das Erste Staatsexamen macht ihn nicht zum fertigen Lehrer. Weil es im Saarland keine Stellen gibt, muß er sich in Rheinland-Pfalz bewerben – und wird akzeptiert. 1982 und 1983 folgt der Vorbereitungsdienst für das Lehramt an Grund- und Hauptschulen in Kaiserslautern und einer kleinen Stadt in der Nordpfalz. Anfang der achtziger Jahre gehen die Krampfanfälle in Dämmerattacken über. Mitten im Satz hört Martin zu reden auf, ist nicht mehr ansprechbar. Auf Nachfrage ist er wieder da.

Es ist ein heißer Tag. Martin ist auf der Rückfahrt von seiner Referendarstelle, 60 Kilometer legt er jeden Tag zurück. Er hat nichts gegessen, ihm ist ein bißchen flau. Plötzlich wird ihm schwarz vor den Augen. Er hat keine Erinnerung an den Unfall. Als er wieder zu sich kommt, lehnt er an der Leitplanke. Leute stehen um ihn herum und diskutieren, wie er am besten zu lagern sei. Martin ist rechts unter einen Lkw-Hänger gerauscht; durch den Aufprall hat er diesen schweren Wagen um zehn Stundenkilometer beschleunigt. Das Dach und die Seiten seines Autos sind aufgerissen. Er hat keine Schramme. »Ein Glück«, wird Brigitte sagen, »daß ich erst dich und dann das Auto gesehen habe!« Ein Rettungshubschrauber landet, aber er wird nicht gebraucht. Im Sanka erwähnt Martin seine Dämmerattacken, denn er ist sich nicht sicher, ob es nur eine Kreislaufschwäche war. Der Sanitäter rät ihm, den Mund zu halten. Die Kassen könnten auf die Idee kommen, die Kostenübernahme zu verweigern. Und außerdem wäre der Führerschein weg.

Im Juni 1983 besteht Martin die zweite Prüfung. Er ist glücklich, die 18 Monate Schuldienst überstanden zu haben, und nimmt seine Tätigkeit in der entwicklungsbezogenen Bildungsarbeit wieder auf. Im September heiraten Brigitte und er. Zu Martins Aufgaben gehören Seminare mit Jugendlichen.

1984, während eines solchen Seminars, kommt Martin ein zweites Mal beinahe ums Leben. Er leitet die Tagung. Es ist halb zwei nachts, alle schlafen, da fallen Martin die Videos ein, die teuren Geräte. Er ist verantwortlich, also empfiehlt es sich, nachzuschauen, ob alle Türen zu sind. Martin verfehlt die oberste Stufe und stürzt die Treppe hinunter. Er robbt im Schock nach draußen, spürt den Asphalt, kehrt um. Er schafft es, die Treppe wieder hinaufzukommen, zieht sich ins Bett. Morgens um sechs spürt er die Schmerzen. Im Krankenhaus stellt man vierzehn Knochenbrüche fest: Fuß, Arme, Handgelenk, Knöchel sind kaputt. Mehrfach wird er operiert. Beide Ellbogen und die Füße werden hochgebunden. Wochenlang liegt Martin im Krankenhaus.

Danach die Angst. War es doch eine Dämmerattacke, die den Sturz auslöste? Was passiert als nächstes? Ist es noch zu verantworten, Auto zu fahren? Nichts passiert. Kein weiterer Unfall, kein Sturz, kein Blackout. Acht Jahre sind vergangen, acht Jahre ohne Anfall. »Wenn ich das gewußt hätte«, sagt Brigitte lachend, »hätt' ich ihn viel früher die Treppe hinuntergeschmissen! Ist nicht so ernst gemeint. Aber diese eine Nacht mit ihren Folgen – da soll ihm lieber der Fuß weh tun und kein Spaziergang mehr weiter als drei Kilometer sein –, alles ist besser als diese Angst!«

Mit dem Arzt hat Martin über eine Reduzierung der Medikamente gesprochen. Er riskiert es nicht. Ein Neu-Anfall wäre für ihn Rückfall. Früher hat er häufiger die Tabletteneinnahme vergessen. Das passiert ihm heute nicht mehr. Er spürt keine Nebenwirkungen. Seit zehn Jahren ist er auf dieselbe Dosis eingestellt. Auch das Alkoholverbot hat er strikt eingehalten. Das, so sagt er, gehöre zu den positiven Seiten seiner Krankheit. Und daß er nicht zum Bund mußte. Gemustert haben sie ihn, aber nicht eingezogen.

»Als Nichttrinker erlebst du die tollsten Dinger. Du kriegst Leute mit, die immer lustiger werden und dabei Ansichten vertreten, die sie bei klarem Verstand nie äußern würden. Sie sind nicht mehr Herr über sich selbst. Sonst sind das so nette Menschen, aber unter Alkohol – einfach gräßlich.«

Martin hat sich früher mit solchen Leuten verglichen. Es war ihm unangenehm, phasenweise nicht Herr seiner Sinne zu sein, anderen zur Last zu fallen. Ein herber Schock war es für ihn, der seine Anfälle nur durch Berichte von Dritten kannte, als er zum ersten Mal einen epileptischen Anfall im Fernsehen sah. Als »abstoßend und monströs« empfand er sich, als Zumutung für seine Frau. Brigitte hat das nie so gesehen.

Brigitte. Auch sie ist 1954 geboren, im Januar. Sie geht in Saarbrücken zur Schule, macht den Hauptschulabschluß, hängt ein Jahr Handelsschule an, drei Jahre Kaufmännische Berufsschule. Mit achtzehn ist sie Industriekauffrau. Drei Jahre arbeitet sie in einer Firma für Friseurbedarf, ein weiteres Jahr in einer noch kleineren Klitsche. Dann weiß sie – das ist nicht, was sie ein Leben lang machen möchte. Sie will Erzieherin werden.

Im letzten Jahr vor der Pensionierung des Vaters, dem Pächter einer Tankstelle, erledigt sie die Buchführung, sitzt an der Kasse, wäscht Autos. Zeit für ein wirkliches Familienleben hat es nie gegeben, denn die Tankstelle bestimmt den Lebensrhythmus. Nur selten ist Gelegenheit, die Freizeit gemeinsam zu verbringen.

Brigittes Weg zum Wunschberuf ist lang: Zuerst macht sie ein Jahr Praktikum in einem Kinderheim. Mit den 200 Mark Vergütung kommt sie nicht weit. Die Eltern helfen. Von 1976 bis 1978 geht sie auf die Berufsaufbauschule und macht die mittlere Reife nach. Bis 1979 überbrückt sie als Schülerin der elften Klasse an der Fachoberschule für Sozialwesen die Wartezeit auf einen Studienplatz an der katholischen Fachschule für Sozialpädagogik in Neunkirchen. 1981 legt sie die erste Teilprüfung ab. Es folgt das Anerkennungsjahr im gleichen Kinderheim wie zuvor. Mit der zweiten Teilprüfung 1982 ist Brigitte staatlich anerkannte Erzieherin.

Sie bleibt dem Kinderheim treu. Arbeitet in den nächsten sieben Jahren ausschließlich in Jungengruppen evangelischer Kinder- und Jugendheime sowie in Außenwohngruppen. »Es sind Jungen, die in gemischten Gruppen nicht klarkommen. Typen zum Knuddeln, aber voller Enttäuschung über die verlorene Kindheit, die oft in Aggression umschlägt. Acht Jungen pro Gruppe, zwischen neun und 21 Jahren, mit Schulschwierigkeiten und Problemen mit ihren Familien.« Brigitte hat heute noch Kontakt zu diesen Gruppen. Auf dem Weg nach Dänemark in die Ferien macht die Bande in Hamburg Station, stärkt sich für die Weiterreise.

Mit dem Vater spricht Brigitte über Martins Krankheit. Er gibt ihr zu bedenken, daß eine Entscheidung für diesen Mann eine Entscheidung für das Risiko sei. Jeder Sturz könne ihn zum Krüppel machen, in den Rollstuhl oder gar ums Leben bringen. »Trotzdem ist Martin meinen Eltern genauso lieb und wertvoll wie vorher«, sagt Brigitte, »als wir von den Anfällen noch nichts wußten.« Von Martin zu lassen wegen der Epilepsie – auf diesen Gedanken wäre sie nie verfallen.

1974 muß es gewesen sein, als Brigitte und Martin einander im Evangelischen Jugendwerk begegnen, die gleichen Veranstaltungen besuchen. Brigitte ist verliebt, aber Chancen rechnet sie sich nicht aus. Bestimmt, denkt sie, wünscht sich Martin eine kleine, zierliche, schlanke Freundin, ein Mädchen also, das Brigitte zu gern wäre, aber leider nicht ist. Sie ist noch größer als Martin und kein Leichtgewicht.

Am 13. September 1975, Brigitte weiß es, als wäre es gestern gewesen, haben die beiden Dienst am Stand des Jugendwerks während einer Messe. Da faßt sich Brigitte ein Herz und sagt zu Martin: »Du, dich find’ ich nett. Wie wär’s denn mit uns?«

Martin ist mäßig begeistert. Er fühlt sich zu jung für eine feste Bindung, er hat den Tod des Vaters noch nicht verkraftet, er ist Haushaltsvorstand. Außerdem träumt er tatsächlich von einer kleinen, zierlichen Partnerin. Aber einen »Probelauf« gesteht er Brigitte zu. Da müssen sich zwei zusammenraufen.

Der »Probelauf« hat gerade begonnen, da leisten sich Martin und Brigitte über Weihnachten und Silvester ein Ferienhaus in Kell am See. Das junge Glück erhält einen Dämpfer, als Martin plötzlich lang hinschlägt, die Augen verdreht, zuckt und auf Brigittes entsetztes Rufen nicht reagiert. Brigitte ist fassungslos. Sie hat keine Ahnung, was dieser Anfall bedeutet, weiß nicht, was sie tun soll. Nach drei Minuten ist alles vorbei. Martin erzählt ihr von den Anfällen. Nun ist Brigitte sauer, weil er ihr die Krankheit bisher verheimlicht hat. Martin hatte gehofft, die Anfälle blieben für immer aus. Brigitte aber empfindet sein Schweigen als Mißtrauen.

»Ich fand die Anfälle ganz schlimm, weil ich nichts tun konnte«, sagt sie. »In den ersten Jahren hatte ich das Gefühl, er kriegt nichts davon mit. Noch mitten im Krampf hat er schon wieder versucht, aufzustehen, zur Toilette zu kommen. Er war noch ganz benommen, da hat er sich um mich schon wieder Sorgen gemacht. ›Schatz, ich will dir nicht weh tun‹, hat er gesagt und sich Gedanken gemacht, daß er für mich zu schwer ist, um ihn zu halten.«

Brigitte, die seit 1988 eine Ausbildung zur staatlich geprüften Heilpädagogin gemacht und inzwischen abgeschlossen hat, ist ein Typ Frau, der man eine große Kinderschar wünscht – und den Kindern eine solch fröhliche, patente, warmherzige Mutter. Aber die Zeit läuft den beiden davon.

»Zuerst«, sagt Brigitte, »haben wir uns gegen Kinder entschieden, weil wir in der Ausbildung waren. Dann hatte ich Angst vor einem Anfall mit dem Kind auf dem Arm. Nach Martins Unfall haben wir uns Kinder gewünscht, aber es hat nicht geklappt. Durch die Medikamente war Martins Samentätigkeit eingeschränkt. Seit drei Jahren ist alles in Ordnung. Dann hab' ich mit der Fortbildung angefangen und die Pille genommen, auch wegen starker Schmerzen in der Periode. Nun nehme ich keine mehr, aus Angst vor Brustkrebs.«

Vor dem Alleinsein im Alter ist den beiden nicht bang. Kinder sind keine Garanten für einen behüteten Lebensabend, das wissen sie. Es gibt ein paar gute Freunde, seit Jahrzehnten schon. In Krisenzeiten werden sie dasein.

Brigitte, die einen hohen Perfektionsanspruch an sich selbst gestellt hat, immer die Große, Starke, Souveräne sein mußte, hat durch Martins Krankheit gelernt, eigene Schwäche zuzulassen – eine starke Migräne. »Da fährt der Martin abends um zehn los und sucht eine Notdienst-Apotheke. Das ist doch auch nicht selbstverständlich, oder?«

Sie kennen einander fast zwanzig Jahre, sind seit mehr als zehn Jahren verheiratet. Sie bewohnen ein heimeliges Haus in einem verwunschenen Garten. Wenn Martin und Brigitte Heimweh nach dem trauten Südwesten kriegen, reden sie saarländisch miteinander. Und kochen Gerichte, von denen im Norden noch keiner gehört hat.

Johannes und Heinz

Westfälische Idylle. Ein stattliches Haus in der Nähe von O. Elisabeth hat Kuchen gebacken, Sahne geschlagen, den Tisch festlich gedeckt. Die Kinder machen sehnsüchtige Augen. Annette, die aufgeweckte Neunjährige, Johannes, der gerade eine schwere Bronchitis überstanden hat, sechs Jahre alt und ein bißchen Pirat, weil der Augenarzt ein Brillenglas abgeklebt hat. Johannes kam sieben Wochen zu früh zur Welt. Elf Tage vor seiner Geburt mußte Elisabeth ins Krankenhaus, der Muttermund war offen. Sie bekam eine Cerclage und hätte eigentlich wieder nach Hause gehen können, da kam eine Blasenentzündung mit hohem Fieber hinzu, auch die Lunge war angegriffen.

Am 19. Dezember 1986, nachts um halb elf, ist das Kind da, aber es atmet nicht. Für solche Fälle ist das Krankenhaus in A. gerüstet, das in O. nicht. Die Feuerwehr, die solche Transporte fährt, kann nicht helfen, weil es keinen Inkubator gibt. Schließlich kommt Johannes nach H. Elisabeth hatte ihren Buben nur Sekunden gesehen: »Nehmen Sie ihn mit. Er soll Johannes heißen«, ruft sie den Helfern nach.

Am 21. Dezember erfährt Elisabeth, daß ihr Kind eine Hirnblutung hatte. Drei Tage später wird sie entlassen. Am zweiten Weihnachtstag sieht sie den Sohn zum ersten Mal richtig. Seine Chancen stehen nicht gut, aber die Ärztin sagt, er sei eine Kämpfernatur, seine Mutter solle nur jeden Tag kommen, mit ihm reden, »das Baby merkt das«. Ihre Prognose: Johannes kommt durch, wenngleich vielleicht geschädigt.

An Neujahr liegt Elisabeth wieder in der Klinik. Mit irren Schmerzen ist sie eingeliefert worden, kann keinen Schritt mehr gehen. Die Schambeinfuge hat sich nicht geschlossen. Zehn Tage liegt sie im Korsett auf dem Rücken.

Ende Januar holt sie ihren Jungen heim. Sie erinnert sich sechs Jahre später an die Pinnwand im Krankenhaus mit Dankschreiben von glücklichen Eltern gesunder Kinder. Sie steht davor und hofft, daß sie auch zu denen gehört.

Johannes ist zunächst zu schwach zum Saugen. Einige Wochen pumpt Elisabeth Milch ab. Später stillt sie ihn, bis er acht Monate alt ist. Schon bald fängt das Kind an zu kratzen. Sie hat ihm ihre Neurodermitis vererbt. Die Ärztin rät zu Hautsalben und hypo-allergener Fertigmilch. Dies hilft nicht. Durch eine ehemalige Studienkollegin hört Elisabeth von tierisch-eiweißfreier Vollwertkost. Elisabeth lernt in einem Kurs, wie man Sojamilch verarbeitet. Sie hält die strenge Diät strikt durch. Zwei Jahre später, bei einer Mutter-Kind-Kur auf der Nordseeinsel Wangeroog, ist die Neurodermitis weg.

Johannes ist oft sehr krank. Er hat Lungenentzündung, mit drei eine seltene Salmonellenvergiftung, bei der er innerhalb einer Woche sechs Pfund abnimmt. Wieder hängt der kleine Kerl am Tropf. Das Sorgenkind, das soviel Zuwendung braucht, ist von Anfang an ein Problem für die gesunde Annette. Das Mädchen muß sich stets nach dem kleinen Bruder richten. Wann immer Elisabeth mit ihm zum Arzt, in die Klinik, zur Gymnastik geht, heißt es: »Komm mit oder geh zur Oma!« Annette reagiert mit Eifersucht und dem Satz: »Mama, tu den Jungen weg!«

Annette hat Freundinnen, es gibt nette Nachbarn, zu denen sie gehen kann. Wenn der Bruder mitspielen will, hält sie die Tür von innen zu. Mit Johannes spielt keiner. Er ist völlig auf die Mutter fixiert; ein anstrengendes Kind, das nachts oft wach wird und dann regelmäßig im Elternbett landet, weil der Vater früh raus muß und seinen Schlaf braucht. Annette hingegen ist ein problemloses, pflegeleichtes Kind.

Der 2. September 1991 ist ihr erster Schultag nach den Ferien. Johannes besucht seit einer Woche den Kindergarten. Am Vorabend war ein großes Fest der Katholischen Arbeitnehmerbewegung (KAB) mit Hüpfburg und Kinderprogramm. Johannes war begeistert. In der Nacht wird er, wie so oft, wach und wandert zu den Eltern. Die sind es schon ge-

wöhnt, daß er häufig erbricht. Es hört sich so an, als ginge das
wieder los. Aber als das Licht angeknipst wird, liegt der Junge
mit starren Augen da, Arme und Beine zucken, er ist nicht
ansprechbar. Der Vater legt ihn auf den Boden, er wird beat-
met (was falsch ist) und bekommt einen Kochlöffel zwischen
die Zähne, um sich die Zunge nicht durchzubeißen (was richtig sein kann, da streiten die Experten). Elisabeth legt sich
gleich dazu, sie fällt in Ohnmacht. Zehn Minuten dauert der
Anfall, inzwischen ist der Notarzt da. Elisabeth kommt zu
sich, fährt mit in die Kinderklinik in A. Dort sagt der Arzt:
»Der Junge krampft immer noch.« Woran er das sehen könne,
fragt die Mutter. »An den Augäpfeln. Die bewegen sich
noch.« Von A. wird das Kind nach H. zum Computertomo-
gramm gebracht. Eine Hirnblutung hat es nicht.

Johannes kommt zurück auf die Intensivstation nach A.
Die Klinik ist elternfreundlich. Elisabeth darf bleiben. In der
nächsten Nacht bezieht sie ein Mutter-und-Kind-Zimmer.
Für die nächsten drei Wochen pendelt sie, von halb acht bis
mittags bleibt sie in der Klinik, dann wieder von halb drei bis
zum Abendessen. Annette würde größeren Schaden nehmen,
wenn sie nicht da wäre, glaubt Elisabeth. Die Fahrgemein-
schaft beschließt, daß sie den Wagen bekommt, bis Johannes
wieder gesund ist.

Die Untersuchungen weisen einen Herd in Johannes' Hin-
terkopf aus. Es gibt gleich drei Risikofaktoren für weitere Anfälle: Auch sein Vater ist Epileptiker, die Hirnblutung nach
der Geburt und der lange Krampf. Das Kind wird mit Timo-
nil-Saft eingestellt, später nimmt es das Medikament in Ta-
blettenform. Nebenwirkungen werden nicht festgestellt. »Bei
einem Kind in der Selbsthilfegruppe sind bisher 19 Medikamente ausprobiert worden, und keines hilft«, erzählt Elisabeth.

Drei Jahre, sagen die Ärzte, soll Johannes Timonil nehmen,
danach wird ein weiteres EEG zeigen, was aus dem Herd geworden ist. »Nicht verzärteln«, raten auch sie. »Klettern er-
laubt, schwimmen und planschen in der Badewanne nur unter Aufsicht.« Als ob Elisabeth den Jungen je aus den Augen

lassen würde. Zum Krankheitsbild gehört auch bei Johannes ein Mangel an Angst. »Der macht viel Blödsinn«, weiß seine Mutter. »Steckt Schlüssel in den Starkstromanschluß, daß die Funken fliegen. Schmerzen spürt er kaum.«

Zur Zeit geht Johannes in einen heilpädagogischen Caritas-Kindergarten mit Sprach- und Reittherapie, Anleitung zu selbständigem Anziehen und Alltagstest. »Das ist ein ganz toller Kindergarten«, schwärmt Elisabeth. »Die gehen in Kunstausstellungen und auf Baustellen, klettern auf dem Bagger rum. Den Kindern wird etwas zugetraut.«

In diesem Jahr wird Johannes schulreif. Er wird auf eine Körperbehindertenschule gehen, weil dort in kleinen Gruppen gelernt und beim Lehrstoff langsam vorgegangen wird. Im Kinderzentrum in U. ist Johannes getestet worden: Seine Raum-Lage-Orientierung ist gestört. Er hat Schwierigkeiten mit Fragen nach der untersten Schublade, mit rechts oder links. Wo ist die Hand der Therapeutin, auf dem Bauch oder auf dem Rücken? Man kann sich vorstellen, wie schwer einem solchen Kind lesen und schreiben fällt. Hinzu kommen zentrale Koordinationsstörungen mit Zitteranfällen.

Elisabeth ist eine praktische Frau, gelernte Sozialarbeiterin. Nach dem Anfall ihres Sohnes hat sie den Chefarzt der Klinik sofort nach der nächsten Selbsthilfegruppe gefragt. Im Kreis W. gibt es keine, sie müßte nach B. oder M. fahren. Aber seit November 1991 hat die Familienbildungsstätte O. Angebote für Eltern anfallskranker Kinder in ihr Programm aufgenommen. Jetzt kommen fünf Ehepaare einmal im Monat zusammen. Sie tauschen Informationen aus, diskutieren den Fall, daß ihre Kinder nicht anfallsfrei bleiben: Wer hat gute Erfahrungen mit welchen Ärzten gemacht? Welche Kliniken sind kinderfreundlich? Wo gibt es Spezialisten? Welche Schulen und Ausbildungsstätten kommen in Frage? Auch Ängste der Eltern werden abgebaut. Geplant ist eine Ferienfreizeit für Johannes' Kindergartengruppe auf der Insel Fehmarn. Da ist es gut, wenn Mütter, die damit schon Erfahrung haben, berichten. Denn das kommt sie alle hart an, die Mütter, die 24 Stunden am Tag für ihr Kind da sind: eine Reise, allein in einer Gruppe. Und so weit weg. Bei der Verteilung der praktischen Arbeit geht es wieder unsentimental zu: Eine Plakataktion ist in Vorbereitung, um mehr Mitglieder zu werben. In Apotheken und Wartezimmern soll das Plakat eines der berühmtesten Epileptiker aufgehängt werden: Vincent van Gogh, liegend vor seiner Staffelei.

Annette hat mit all dem nichts am Hut. Sie weiß nur, daß sie benachteiligt wird, daß sich »alles um den Kleinen dreht«. Sie hat Angst vor Hänseleien der Nachbarskinder, wenn Johannes vom Malteser-Hilfsdienst abgeholt wird. Sie ist auf den kleinen Bruder nicht gut zu sprechen. Elisabeth kann ihre Tochter verstehen. Heinz, Annettes Vater, stellt in Abrede, daß die Kinder ungleich behandelt werden. Aber er hält es für normal, daß ein behindertes Kind mehr Aufmerksamkeit erhält als ein gesundes.

Heinz, der Vater. Für ihn ist es schwer, beim Gespräch über seinen Sohn auch nur dabeizusein. Spät kommt er dazu, hört sich an, was seine Frau erzählt. Noch schwerer fällt ihm das Sprechen. Er ist ein typischer Verteter seines Landes, wortkarg, im Ernstfall stur, ein harter Arbeiter. Aber er ist auch emotional beteiligt, denn die Geschichte seines Sohnes ist ein Stück auch die seine. Und die ist nicht schön.

Mit einem Jahr hat er den ersten Anfall, auch wenn keiner ihn als solchen wertet: Da fällt er bei der Oma von der Couch. Mit zwölf gibt es Streit mit einem Schulkameraden, sie rempeln mit den Fahrrädern herum, und Heinz stürzt über den Lenker, schlägt mit dem Kopf aufs Pflaster. Ihm ist schlecht, er muß brechen, sagt aber nichts zu Hause. Schließlich muß er doch ins Krankenhaus – schwere Gehirnerschütterung. Zwei Tage später bekommt er den ersten Anfall. Es ist der Beginn seiner Leidenszeit und seiner tiefen Frömmigkeit. Eine Ordensschwester sagt ihm damals, er sei zwar schwer krank, könne aber aus Glauben gesund werden. Sie verspricht dem Jungen, jeden Abend zu ihm zu kommen und mit ihm zu beten. Und das tut sie auch.

Die siebte Klasse muß Heinz wiederholen. Das Lernen macht ihm immer mehr Mühe, er bekommt keinen Schulab-

114

schluß. Er geht schon auf die 14 Jahre zu, da wird er Zeuge eines Unfalls und muß bei der Polizei seine Aussage machen. Das leitet eine Wende in seinem Leben ein. Er wird von seinem Vater auf die Wache begleitet. Das verwundert den Polizisten, und er fragt unverblümt, warum er nicht allein komme. Dem Vater bleibt nichts anderes übrig, als von den Anfällen seines Sohnes zu berichten. Es fällt der klassische Satz im Dialekt der Region: »Ich kann Sie helfen.« Der Polizist kennt einen Professor, einen Spezialisten für Anfallsleiden. Von da an geht's bergauf.

Den letzten Grand mal hat Heinz mit Anfang Zwanzig, da hat er »Kleinholz gemacht mit den Möbeln, vier, fünf Mann konnten mich nicht halten«, sagt er. Da waren die Weichen schon gestellt, war manche Chance vertan. Er hätte so gern eine Schlosserlehre gemacht, aber wegen der Maschinen kommt das nicht in Frage. Statt dessen ist er nach der Schule erst einmal arbeitslos, wird dann durch Vermittlung des Vaters doch eingestellt – und fegt als Hilfsarbeiter den Hof. »Das war so schlimm«, sagt er noch heute. Dabei hatte er vom Meisterbrief geträumt. Die Chancenlosigkeit macht Heinz erst depressiv, dann rasend ehrgeizig. Er will es allen beweisen. Er, der nichts lernen durfte, wird mit seinen eigenen Händen ein Haus bauen. Er ist gerade 25, da hat er es geschafft. Als er 33 wird, ist das Haus schuldenfrei. Heinz, der angelernte Dreher aus der Fabrik, hat es nicht nur den anderen gezeigt, sondern vor allem sich selbst. Mit einer Mischung aus »Ehrgeiz, Willen und Glauben«.

Das Haus steht gerade ein Jahr, da ist in der Dorfgaststätte Tanz, und Heinz geht hin. Auch Elisabeth ist dort, angehende Sozialarbeiterin. Die beiden verlieben sich, verloben sich, heiraten 1980. Elisabeth geht in den Staatsdienst, arbeitet im Jugendamt der Stadt H., später in der Jugendgerichtshilfe des Kreises G. Als sich 1983 Annette ankündigt, läßt sie sich auf zwölf Jahre beurlauben. Heinz macht zu dieser Zeit seinen verpaßten Hauptschulabschluß mit hervorragenden Zensuren nach.

Es geht beinahe über Heinz' Kraft, als er die Diagnose des

Jungen erfährt. Wenn im Kollegenkreis jemand über Behinderte lästert, wenn nur ein Schwächerer gehänselt wird, geht er dazwischen. Er sagt, er wird verrückt, wenn er sich vorstellt, daß es Johannes so ergehen könnte. Das Menschenmögliche wird er für den Jungen tun. »Wenn ich die Augen zumache, werde ich alles getan haben, daß Johannes eine gesicherte Zukunft hat.« Heinz ist ein zärtlicher und verschmuster Vater, dann wieder ist er laut und autoritär. Er neigt zu Überbehütung und Verboten aus Angst. Er ist leicht pessimistisch und geht dagegen mit einem fast fanatischen »Jetzt erst recht« an. Er gerät in Panik, wenn Johannes auf eine Leiter steigt. Er dreht beinahe durch, als das Kind auf seinem kleinen Dreirad in die Weidebegrenzung fährt, von den straffgespannten Seilen am Kehlkopf getroffen und vom Rad geschleudert wird. Ein Loch im Kopf – das kann den nächsten Anfall auslösen. Alle Diskriminierung, die Heinz als Epileptiker erfahren hat, kommt wieder hoch, wenn er seinen Sohn sieht und über dessen Zukunft nachdenkt. Kränkungen potenzieren sich. »Epilepsie ist meldepflichtig«, sagt er. »Deshalb kann man den Führerschein auch nur auf Antrag machen. Was meinen Sie, was ich für Idiotentests machen mußte!« Die Demütigung ist ihm noch viele Jahre später abzuspüren.

Die größte Kränkung aber hat ihm seine geliebte Kirche zugefügt. Er, der der örtlichen Katholischen Arbeitnehmer-Bewegung, früher Arbeiter-Bund genannt, heute vorsitzt und sich da ebenso engagiert wie in der Selbsthilfegruppe, er, der angelernte Arbeiter, wollte eine Ausbildung und gleichzeitig seiner Kirche und armen Menschen dienen. In W. hat er ein Fernstudium begonnen, alle drei Wochen ein Wochenende im Institut für diakonale und pastorale Dienste in M. zusätzlich gelernt. Die Ausbildung ist auf vier Jahre angelegt. Neun Monate fehlten ihm noch. Am Wochenende war er in M. Am Montag bekam er Besuch. Unter einem Vorwand wurde ihm bedeutet, trotz sehr guter Zensuren und Prüfungen nicht weiterzumachen. Mehr sagt Heinz nicht. Vor Enttäuschung bricht ihm die Stimme.

Ein Jahr lang hat er danach noch Aussiedler betreut, hat Firmunterricht im Wohnzimmer gehalten. Er hat es noch mal versucht. Ein Jahr nach dem abrupten Abbruch seines Studiums wird er wieder in M. vorstellig. Ohne Erfolg. Er erzählt nicht, mit welcher Begründung man ihn ausgebootet hat. Daß er eigentlich wenigstens mittlere Reife vorweisen muß, aber nur zehn Klassen gemacht hat, hätte man schon vorher gewußt. Heinz versucht noch einmal eine Begründung: »Die anderen, das waren alles gebildete Leute, teils in führenden Positionen. Ich wäre der erste aus der Maloche gewesen, vielleicht hatte die Kirche davor Angst.«

In diesem Moment fällt Annette vom Stuhl und verstaucht sich die Hand. Große Aufregung. Trost in den Armen der Eltern, nasse Wickel ums Gelenk. Aber es wird nicht besser, es wird schlimmer. Annette weint laut und ausdauernd. Endlich hat sie die Aufmerksamkeit der Eltern. Jedoch nicht lang. Leicht ungeduldig wenden sie sich wieder von ihr ab. Da schlägt der Kummer um in kalte Wut auf den kleinen Bruder. Annette schimpft wie ein Rohrspatz. Und vergißt darüber sogar die verstauchte Hand.

LAURA DOERMER

Moritz, mein Sohn

Eine Einführung von Barbara Kamprad, Auszüge aus dem Buch und die Fortschreibung der Geschichte

»Moritz ist ein hochgewachsener, gutaussehender junger Mann mit dunklem Haar und graublauen Augen. Seine Gesichtszüge sind fein, sein Blick ist aufmerksam und seine Haltung von einer selbstverständlichen, bezaubernden Würde. Wer ihn so sitzen sieht, zum Beispiel in einem Restaurant, der wundert sich höchstens über seine etwas unbeholfene Art, mit Messer und Gabel umzugehen, oder über das lange Verweilen seines Blickes auf Dingen, die nebensächlich zu sein scheinen. Moritz ißt Bananen mit der Schale, holt sich den Abfall aus dem Mülleimer, und an mindestens zwei Tagen der Woche liegt er, von Krämpfen geschüttelt, im Bett. Moritz ist Laura Doermers geistig behinderter epileptischer Sohn.«

So beginnt der Klappentext des Bertelsmann-Buches »Moritz, mein Sohn«, das Laura Doermer geschrieben hat. Ein Buch, das einem den Atem raubt und den Schlaf, so dicht, so grausam, so zärtlich ist es. Bis an die Schmerzgrenze läßt Laura Doermer ihre Leser teilhaben an einer Lebensgeschichte, die immer schlimmer wird, ins Alptraumhafte reicht, auch dann noch, wenn eine Steigerung jede Vorstellungskraft übertrifft.

Im März 1964 wird Moritz geboren, drittes Kind von Laura und Clemens. Es ist ein bildschöner, anscheinend völlig gesunder Junge. Aber schon aus dem Krankenhaus bringt er die erste Krankheit mit, und während seines ersten Lebensjahres stecken ihn seine beiden älteren Geschwister mit allen Krankheiten an, die es in den sechziger Jahren gab: Masern, Keuchhusten, Windpocken, Röteln. »Es kam der Morgen, an dem ich vor Moritz' Bettchen stand und ihn herausnehmen wollte. Es war in der kurzen Zeit der Windstille vor Ausbruch der Windpocken. Er streckte mir seine Ärmchen entgegen und strahlte mich an. Plötzlich brach sein Blickkontakt, fiel gleichsam nach innen, und seine Augen nahmen einen erschreckten Ausdruck an. Obwohl er mich immer noch fixierte, schien er sich zurückzuziehen und auf ein Geschehen zu lauschen, welches ihn in eine andere Welt entführte. Allem Anschein nach war es eine Schreckenswelt. So mag einem Menschen zumute sein, der aus dem Hinterhalt von einem wilden Tier bedroht wird, dessen Anblick, Stimme und Geruch ihn für ein paar Sekunden lang in diese Verwirrung der Sinne stürzt, in denen er nicht fähig ist zu reagieren. Nach wenigen Sekunden war alles vorbei. Moritz schluckte ein paarmal heftig, als wollte er die Vision wegschlucken. Er war jetzt sehr blaß, und seine Augen fielen vor Müdigkeit zu. Er schaukelte mit dem Köpfchen hin und her und schlief schließlich ein.«

So fängt es an. Noch wiederholen sich die Absencen nicht. Moritz wächst heran, läuft, fängt an zu sprechen. Aber die Dämmerattacken kommen wieder. Laura Doermer bringt ihr Kind zum Arzt. Das EEG zeigt eine »minimale kontrollbedürftige Unregelmäßigkeit«. Der Professor verschreibt hochdosierten Vitamincocktail.

Clemens Doermer hat die Familie verlassen. Laura ist allein mit den drei Kindern und wechselnden Au-pair-Mädchen. Sohn Leon geht in den Kindergarten, Tochter Ndunge schon zur Schule. Laura Doermer will die Absencen ihres Jüngsten nicht wahrhaben. Bis sich, wie es in einem Klinikbericht lakonisch heißt, »der Anfallscharakter wandelt«. Moritz wird plötzlich rot im Gesicht, krümmt sich nach vorne, zittert mit Händen und Füßen und stößt Schreie aus. Fast 25 Jahre später schreibt seine Mutter: »Eines weiß ich sicher, daß diese kleinen anfallartigen Zustände sich im Vergleich mit den heutigen Anfällen ausnehmen wie ein sanfter Luftzug mit einem Orkan.«

Von Oktober bis Dezember ist Moritz in der Klinik. »Moritz torkelte wie ein kleiner weißer Lichtengel, der seine Flügel verloren hat, durch die Gänge. Wenn ich ihn von weitem auf mich zukommen sah, so hüpfte mein Herz vor Freude. Ich werde verrückt, wenn etwas mit ihm passiert, dachte ich. Gleichzeitig sagte eine Stimme, Gott wird dich dafür strafen, wenn du weiterhin diesem hier so viel Liebe zukommen läßt, daß für die beiden anderen kaum mehr etwas übrigbleibt. Neun Tage vor Weihnachten ließ mich der Chefarzt Dr. K. zu sich rufen. Ich könne Moritz nun mit nach Hause nehmen. Ein Bericht werde an den Hausarzt geschickt. Dann schaute er mich lange an, ohne ein Wort zu sagen. ›Ihr Kind hat einen frühkindlichen Gehirnschaden unklarer Herkunft‹, sagte der Chefarzt. ›Wir hoffen, die Anfälle unter Kontrolle zu bringen. Bei 80 Prozent aller Epileptiker (hier fiel zum ersten Mal das Wort, mit dem wir von nun an leben mußten) ist die medikamentöse Therapie erfolgreich. Leider zeigt sich bei Moritz bereits jetzt ein Entwicklungsrückstand, der im Laufe der Jahre größer und größer werden wird. Sie müssen sich das wie zwei Geraden vorstellen, die sich voneinander entfernen, wie bei einer Schere.‹ ›Bedeutet das, daß der Junge keine höhere Schule besuchen kann?‹ fragte ich. Wieder schaute mich der Arzt lange an: ›Gnädige Frau, wir können glücklich sein, wenn er je eine Sonderschule besuchen wird.‹« Als Laura Doermer beginnt, die Geschichte ihres Sohnes aufzuschreiben, hat Moritz mehr als 4000 Anfälle schwerster Art hinter sich. Sie sind fokal und durch einen angeborenen Tumor verursacht. Moritz ist absolut therapieresistent.

Seit seinem siebten Lebensjahr ist Moritz in einem anthroposophischen Heim untergebracht, aber in allen Ferien zu Hause. Mit 14 ist er ihm entwachsen, Laura Doermer muß etwas Neues suchen, aber sie findet nichts. »Dabei nahmen Moritz' Anfälle jetzt einen lebensbedrohenden Charakter an. Eines Nachmittags saßen wir mit Freunden beim Picknick im Gebirge, als er plötzlich hochschnellte und auf einen Abgrund zulief. Es war eine der Attacken, die wir Brüller nennen, weil ursprünglich diese seltsamen Laute, die sich anhören wie ›Was? Was?‹ im Vordergrund standen. Erst nach und nach kam die starke motorische Komponente hinzu. Diese Anfälle trugen ihn weiß Gott wohin, schleuderten ihn herum und ließen ihn krachend zu Boden fallen. Als ich ihn einmal fragte, wo denn der Anfall säße – im Kopf, im Bauch oder in den Beinen –, antwortete er mit Entschiedenheit: ›In den Beinen.‹

An diesem Nachmittag trug es ihn bis zu dem Abgrund. Wir saßen vor Entsetzen wie gelähmt da, unfähig, ihm zu Hilfe zu kommen. Irgendein Mechanismus, man nenne es Lebenswillen oder Vorsehung, ließ ihn auf den letzten Metern zu Boden stürzen. Ich sagte mir voller Verzweiflung, daß er – wenn schon nicht an den Anfällen – eines Tages an seinen Verletzungen sterben würde.«

Aber Moritz lebt. Er wird in diesem Jahr dreißig Jahre alt.

Es folgen einige Ausschnitte aus dem Buch von Laura Doermer »Moritz, mein Sohn«:

Moritz, mein Sohn,
trotz des unermüdlich niederfallenden Regens lärmen die Vögel unter dem Dach. Als Dein Vater und ich den Knöterich entfernten, der mit seinen starken Ranken das Haus umgarnte und in jede Ritze eingedrungen war, als wolle er es sprengen, fielen zwei Vogelnester herunter. Eines der hellgrün gesprenkelten Eier zerbrach. In letzter Zeit ist mein Leben markiert von solchen Versäumnissen.

Gestern, als sie Dich auf einer Liege aus dem Operationssaal fuhren und der Pfleger Dich mehrmals eindringlich anrufen mußte, bevor Du reagiertest, dachte ich in einer Minute voller Bangigkeit, Du seist nicht ins Leben zurückgekehrt und hättest mir als letztes Andenken den Singsang hinterlassen, der aus dem grünen OP ertönt war, bevor der Anästhesist sein Werk begann. Aus Deinem Mund rann etwas mit Spucke vermischtes Blut, und Dein unrasiertes Gesicht war sehr blaß. In dieser Zeit, die mich endlos dünkte, gingen mir alle meine ungelebten Minuten mit Dir durch den Sinn, aber auch all die Glückseligkeit, die ich über Dein Dasein empfinde.

Du schlugst kurz die Augen auf, wie um Dich zu vergewissern, daß weder Du von dieser Welt gegangen warst noch sie von Dir. Wieder einmal geschafft! Der Zahnarzt sagte, es sei besser gegangen, als er gedacht hatte. Ein Zahn müsse noch gezogen werden. Er drückte mir in Eile die Hand und packte sein Instrumentarium ein, das er aus der Praxis mitgebracht hatte, um Dir hier in dieser kleinen Klinik unter Narkose die Zähne zu plombieren. Seinem Vorgänger hattest Du, als beim Bohren Schmerzen auftraten, in die Hand gebissen.

Du lagst, mit einem dünnen weißen OP-Hemd bekleidet, auf einer Liege, die zu kurz für Dich war. Auch das weiße, dünne Laken, das man Dir bis zum Kinn hochgezogen hatte, war zu kurz und ließ Deine langen, mageren Beine frei, die mich jetzt mehr denn je an die Beine des Gekreuzigten erinnerten, mit ihren langen Zehen und den vielen kleinen Wunden, den Blutflecken und Narben, nicht zuletzt auch wegen der Verletzung am Fußrücken, die nicht zuheilen will. Vorsichtshalber zogen wir Dir den Sturzhelm wieder an. Der Anästhesist sagte, man könne die Mittagsgabe der Antiepileptika getrost weglassen, weil die Narkotika einen ausreichenden Schutz böten.

Sie fuhren Dich auf die Intensivstation, um Deine endgültige Rückkehr zu überwachen. In diesem Krankenhaus weiß ich Dich gut aufgehoben. Es liegt 25 Kilometer von unserem Wohnort entfernt und wurde auf Initiative einer Frau errichtet, die erkannt hatte, daß es in dieser Gegend mit der Versorgung behinderter Kinder schlecht bestellt war. Letztes Jahr, als Du während der Ferien einen Grand-mal-Status hattest, waren wir dankbar, daß der Krankenwagen Dich in diesen hellen, freundlichen Bau brachte, wo Du mit Hilfe einer Valium-Infusion die Krise überstanden hast. Zwar bist Du im Lauf der Jahre den neuropädiatrischen Stationen entwachsen. Alles zu klein für Dich. Als sie

Dich vor zwei Tagen im Krankenhaus-Kindergarten beschäfti-
gen wollten, bist Du – einem unermüdlichen Bewegungsdrang
folgend – mit Deinen langen Beinen über die kleinen Tischchen
und Stühlchen gestiegen, immer wieder im Kreis herum, bevor
einer der Anfälle kam, die wir »Brüller« nennen, und Dich wie
ein Tornado in die Ecke warf, wo Du mit dem Fuß den Siphon
unter dem Waschbecken losgeschlagen hast. Du hast ein Bild der
Verwüstung zurückgelassen.

Da ich in diesem Krankenhaus arbeite, kann ich jederzeit
meinen Schreibtisch verlassen und hinübergehen in die andere
Abteilung, wo Gulliver im Land der Zwerge wohnt. Deine
Schuhe (Größe 47) stehen vor Deinem Bett, das man mit Gittern
umrandet hat. Du hattest wie immer Durst, durftest aber wegen
der Narkose nichts trinken. Es war schwer auszumachen, ob Du
Dich über meinen Besuch freutest. Ich kam mit leeren Händen.
Die Zimmerkameraden verspeisten gerade ihr Mittagessen. Du
warst nicht allerbester Laune. Deine Behinderung ist im Lauf
der Jahre zu einer Tatsache geworden. Ich habe lernen müssen,
damit umzugehen. Ich kann Dich nicht fragen, ob Du gelernt
hast, mit meiner Gesundheit zu leben. Du könntest ohnehin dar-
auf keine Antwort geben. Wenn ich spreche, mich bewege, Auto
fahre, schreibe, Entscheidungen treffe, so mag Dich das in einen
Zustand entsetzlicher Verlassenheit stürzen, den Du nicht in
Worten ausdrücken kannst. Jedenfalls schlugst Du mich, als ich
Dir sagte, es gäbe weder zu essen noch zu trinken, ins Gesicht. Es
war weniger der Schmerz als die Angst, daß Du Dich in Deinem
Verhalten immer mehr vergröbern könntest, was mich entmu-
tigte.

Dreiundzwanzig Jahre bist Du alt und fast 1,90 Meter groß.
Deine Haltung ist denkbar schlecht. Dein Rücken formt sich all-
mählich zu einem Rundrücken. Die Ärztin sagte mir, es sei durch
die Einnahme von Mylepsin weiterhin mit einer Osteoporose zu
rechnen. Dein langes Hemd und Deine langen Hosen lagen fein
säuberlich gefaltet auf einem Hocker neben Deinem Bett. Im
Heim hast du gelernt, sorgsam, fast mit einer gewissen Pedante-
rie, mit Deinen Sachen umzugehen.

Ob Du nicht sprechen könntest, fragte mich Dein Bettnachbar mit schleppender Stimme. Er ist etwas jünger als Du, auf jeden Fall kleiner, und seine geistige Behinderung macht sich dadurch bemerkbar, daß er immer wieder die gleichen Fragen stellt und die Antwort gar nicht zu hören scheint. Zu allem Unglück wurde er von einem Auto angefahren und sitzt jetzt im Rollstuhl. Auch die beiden anderen jungen Männer sind Unfallopfer und müssen hier langsam wieder auf das Leben draußen vorbereitet werden. Nichts an ihren Bewegungen ist koordiniert und flüssig. Ihre geistigen Reaktionen sind zwar nicht befremdend, aber verlangsamt. Nie mehr werden sie das sein, was sie einmal waren. Nie wirst du das sein, was Du hättest werden können. Würde man aber von jedem von Euch das beste Stück nehmen, so käme ein annähernd gesunder Mensch dabei heraus. Du müßtest Dein makelloses Antlitz und Deine harmonischen Bewegungen geben. Sogar den kleinen Finger hältst Du in unnachahmlicher Weise abgespreizt, wenn Du eine Tasse Tee trinkst.

Was Deine Gesundheit betrifft, so ziehen wir uns auf immer kleinere Inseln zurück. Heute morgen kam aus Deinem Heim die Nachricht, Du seist bei einem Anfall mit aller Wucht auf das rechte Auge gestürzt und habest genäht werden müssen. Auch die Wunde am rechten Ellbogen, die sich während der Ferien verschorft hatte, ist wieder aufgebrochen. Der Gedanke an Dein Befinden begleitet mich schon den ganzen Tag. Nicht kontinuierlich, sondern mit Pausen. Mehr hält mein Kopf nicht aus. Es gibt Tage, da vergesse ich Dich völlig. Aber wenn es auf den Donnerstag zugeht, dann fühle ich – wo immer ich mich auch befinde – diesen Abgrund nahe, in den Du fällst, wenn die allwöchentliche Umstellung in Deiner medikamentösen Therapie vorgenommen wird.

Im Heim sträubt man sich dagegen, Dir an den Anfallstagen den Sturzhelm aufzusetzen. Das ließe sich nicht mit Deiner Würde vereinbaren. In der Tat sieht der Helm mit seinem weißen Leder abschreckend aus. Ich will Lederfarbe kaufen und ihn färben, damit er sich nicht so auffallend von Deinem dunklen Haar abhebt. Die Verletzungen, die Du Dir bei Deinen Stürzen zuziehst, empfinde ich aber beängstigender als den Verlust Deiner Würde. Ich kann mich aber nicht durchsetzen, und da es kei-

125

nen besseren Platz für Dich gibt als dieses Heim, will ich es auch nicht auf eine ernsthafte Auseinandersetzung ankommen lassen. Ich frage mich, ob sie mit einem Paar dieser weichen, hohen Turnschuhe einverstanden wären, mit denen man wenigstens Deine Füße vor weiteren Verletzungen schützen könnte. Wenn man sie Dir von Donnerstag bis Samstag anzöge (vor allem nachts), so könnten die Wunden an Deinen Füßen endlich zuheilen. Tragen nicht auch die Torhüter einen Schienbeinschutz oder die Eishockeyspieler? In diesem ungleichen Kampf brauchen wir immer mehr Schliche, um Deine Krankheit zu überlisten.

Alles in unserem Garten erinnert mich an Dich. Seit einer Woche bist Du nun fort. Dein Vater hat den Stacheldraht am oberen Ende des Maschenzauns umgebogen, damit Du Dich nicht mehr verletzen kannst. In der Tat bist Du mehrmals im Anfall über den Zaun geflogen. In meiner Erinnerung trägt das ganze kleine Grundstück die Spuren Deiner heftigen Stürze. Wie durch ein Wunder ist Dir nie etwas Ernsthaftes passiert, wenn man davon absieht, daß Du es vor vier Jahren beinahe fertigbrachtest, in einer Waschschüssel, die ich für die Enten aufgestellt hatte, zu ertrinken.

Noch liegt Dein Ball auf der Wiese, mit dem Dein Betreuer Dich zum Spielen animieren wollte (mit wenig Erfolg). Das Holz, das Du während der Ferien neben der Kellertür aufgeschichtet hast, trocknet in der stillen Sonne. Das Mikroleben der Insekten ist in gemächlichere Bahnen geraten. Sogar die Schnecken haben endlich die Raubzüge auf meine Beete eingestellt, so daß ich den letzten Salat einpflanzen kann.

Ich will Dir diesen sonntäglichen Gruß hinterherschicken, um Dir zu sagen, wie sehr Du uns fehlst.

In dem Jahr – Clemens war verreist – begann der dritte und vorläufig letzte Akt in Moritz' Leben. Auch wenn Clemens mir jetzt aufs heftigste widersprechen würde, so kann ich nicht anders, als ihn den Akt des stillen, kaum wahrnehmbaren Weggangs zu bezeichnen. Hätte ich nicht den Anfallskalender aus dem Jahr '85 aufgehoben, so wüßte ich es nicht so genau: Der Monat August zeigt vierunddreißig Anfälle, von denen zwölf schwer und die restlichen wegen ihrer Heftigkeit, mit denen sein Körper umhergeschleudert wurde, lebensgefährlich waren. Ich machte eine Wallfahrt zur heiligen Muttergottes von Hochwald, entzündete Kerzen und bat unter Tränen um Hilfe.

Unsere Fahrt zu Prof. N. am nächsten Tag, einem Freitag, war eine Verzweiflungsfahrt. Es gibt kaum eine Entschuldigung dafür, daß man einen berühmten Mann ohne Voranmeldung am Freitagnachmittag kurz vor Dienstschluß überfällt. Außer der einen, daß einem die Ratlosigkeit und Verzweiflung im Gesicht geschrieben steht. Aber auch das hilft nicht immer. Prof. N. war zuerst unwillig und ließ sich erst nach und nach durch Clemens' charmante Hartnäckigkeit von der Notwendigkeit eines längeren Gespräches überzeugen. Derweilen zog Moritz in dem kleinen Arbeitszimmer seine summenden Kreise.

Zu diesem Zeitpunkt, habe ich ausgerechnet, hatte er bereits ungefähr 6000 Anfälle durchgemacht und 30 000 bis 40 000 Tabletten eingenommen. Ich glaube, es hätte nicht einer Kapazität wie Prof. N. bedurft, um zu der Einsicht zu gelangen, daß bei Moritz alles gelaufen war. Ich weiß nicht, ob diese therapieresistenten Fälle zu den interessanten oder uninteressanten Fällen gehören. Es kann sein, daß die Forschung sich auf sie stürzt, es kann aber auch sein, daß man sie vernachlässigt.

Diagnostische Maßnahmen wie EEG oder Medikamentenspiegel, die bei jeder ärztlichen Kontrolle (und so auch hier) durchgeführt werden, bekommen in meinen Augen immer mehr den Charakter von Trostpflästerchen (»Das EEG ist gar nicht so schlecht«, »die Blutspiegel sind im Normbereich«), ohne daß sie irgendeinen Gewinn für den Patienten brächten. Aber da man nicht weiß, was man sonst machen sollte, macht man wenigstens das.

Ich nahm mir ein Herz und fragte Prof. N. ». . . und wenn es Ihr Kind wäre?«

»Wenn es mein Kind wäre, so würde ich alle Medikamente

absetzen«, antwortete N. »Das Luminal ist für ein so krankes Gehirn schädlich. Ich würde es als erstes weglassen, dann das Phenhydan, dann das Mylepsin.«

Nach einer Pause sagte er: »Wenn sich ein Anfall ankündigt, so geben Sie am Tag vorher Frisium.«

Ich glaubte nicht richtig zu hören. Wenn sich ein Anfall ankündigt. »Herr Professor, der Junge hat fast jeden Tag einen oder mehrere Anfälle«, sagte ich. »Unangekündigt.«

»Das Problem mit dem Frisium ist, daß es nach einiger Zeit seine Wirkung verliert«, sagte Prof. N. »Man darf es nicht durchgehend geben. Man könnte aber ein paar anfallsfreie Tage in der Woche erreichen.«

Clemens machte sich ans Rechnen. Wie wäre es, wenn man es an vier Tagen in der Woche gäbe und an den restlichen drei Tagen aussetzte? Eine Art Schaukeltherapie. Prof. N. dachte eine Weile nach. Dann stimmte er zu. Wir beschlossen, von Samstagabend bis Mittwochmorgen morgens und abends je eine Tablette Frisium zu geben und an den übrigen Tagen damit auszusetzen. Wunderbarerweise verhinderte Frisium von der ersten Tablette an die Anfälle, ohne große Nebenwirkungen zu zeigen. Die ersten Tage der Woche konnten wir ein halbwegs normales Leben führen. In den ersten Monaten hielt die Wirkung sogar noch bis Donnerstagabend an. Erst freitags und samstags stellten sich Anfälle ein.

Die ersten Monate waren überhaupt, was die Zahl der Anfälle betrifft, eine erfolgversprechende Zeit. Wir waren wie berauscht von dem Gefühl, das Leiden einigermaßen in den Griff bekommen zu haben. So ließ es sich leben. Noch heute, wenn ich den alten Anfallskalender aus den Jahren '85 und '86 in die Hände bekomme und mit dem heutigen vergleiche, kann ich die Erleichterung nachvollziehen, die wir damals verspürten. Freilich war die Schaukeltherapie ein Kompromiß, ein grausamer noch dazu. Mit dem Absetzen des Medikaments stießen wir Moritz buchstäblich jede Woche in eine Anfallsserie hinein. Wir spielten auf eine verhängnisvolle Weise Schicksal. Waren früher die Anfälle einem geheimnisvollen Turnus unterworfen, so waren sie jetzt das Ergebnis unserer Manipulation. Das war eine deprimierende und belastende Erfahrung. Dies um so mehr, als wir bald erkennen mußten, daß die Zahl der Anfälle am Wochenende zunahm, so als müßte die Krankheit das einholen, was ihr zum Wochenbeginn verwehrt wurde. Wir teilten die Woche ein in eine erste Hälfte, in der wir uns zutrauten, mit Moritz Ausflüge zu machen, ins Restaurant zu gehen, einen Film anzuschauen, und eine zweite Hälfte, in der sein Befinden so unzuverlässig war, daß wir uns kaum aus dem Haus wagten.

Das Absetzen des Luminals zog sich über ein Jahr hin. Mit fortschreitender Reduzierung ebbte das nächtliche Pandämonium ab. Es hörte auch der Singsang auf, die Aggressionen schwächten sich ab. Noch im Jahr 1978 hatte ich mir von Frau Dr. S. sagen lassen müssen, daß diese Symptome nicht Folge der Medikation seien, sondern durch die Krankheit bedingt. Ich hätte zufrieden und glücklich sein müssen, wenn nicht der Moritz dieses dritten Aktes gleichzeitig etwas unendlich Trauriges und Abgewandtes gehabt hätte. Wir waren viel zu erleichtert über sein Zur-Ruhe-Kommen, als daß wir sofort bemerkt hätten, daß es mit einem allmählichen Verlust seiner Sprache einherging. Vorbei waren die Jahre, in denen er den hinreißenden Clown gespielt hatte, vergessen die originellen Wortschöpfungen. Erwähnte ich den »häßlichen Hasen« oder den »matschigen Mund«, so schaute er mich mit ausdruckslosem Gesicht an. Nichts schien ihn mit seinem früheren Leben mehr zu verbinden. Man kann natürlich sagen, daß auch ein normaler junger Mann zwischen zwanzig und fünfundzwanzig Jahren seine Jugendverrücktheiten abgelegt hat und dem Leben mit mehr Reife begegnet. Bei Moritz war diese Reife – wenn man sie so nennen will – jedoch von einer Stimmung begleitet, die man fast als depressiv bezeichnen könnte.

Mit der Verarmung seiner Sprache ging – fast ebenso schleichend – ein Verlust seiner Vitalität einher. Bildlich gesprochen, hatte der Vulkan zu spucken aufgehört. Manchmal kam es mir vor, als hätten die vergangenen Jahre, besonders die Jahre mit dem Luminal, alle seine Kräfte aufgezehrt. Er legte sich jetzt öfter von allein auf sein Bett und hielt Ruhe. Beim

Spaziergang steuerte er immer die nächste Bank an und war nur mit allerlei Tricks zum Weitergehen zu bewegen. Sein Interesse konzentrierte sich fast ausschließlich aufs Essen, und nur beim Gespräch übers Essen war ein längerer Wortkontakt mit ihm herzustellen. Um das, was an Begriffen noch vorhanden war, nicht weiter in Vergessenheit geraten zu lassen, ermunterte ich ihn unentwegt zum Sprechen. Wenn ich ihm die erste Silbe eines Wortes vorsagte, so fiel es ihm meist wieder ein. Ma – Marienkäfer. Lö – Löwenzahn. So – Sonnenbrille. Manchmal vollendete er das Wort in einer Weise, die darauf schließen ließ, daß er nicht viel nachdachte, sondern einfach den ihm geläufigen Begriff gebrauchte. So stand ich einmal mit ihm vor einer Marienstatue und sagte Mutter –, und er vollendete Bär. Den längsten zusammenhängenden Text beteten wir zusammen vor dem Schlafengehen. Er lag mit gefalteten Händen im Bett und sagte langsam mit klarer Stimme und ohne zu stocken:

Vom Kopf bis zum Fuß bin ich Gottes Bild.
Vom Herzen bis in die Hände spüre ich Gottes Hand.
Sprech ich mit dem Munde, folg ich Gottes Willen.
Wenn ich Gott erblicke, überall, in Vater und Mutter,
in allen lieben Menschen, in Tier und Blume,
in Baum und Stein,
gibt Furcht mir nichts, nur Liebe zu allem,
was um mich ist.

Solange er das noch kann, sagte ich mir, ist nicht alles verloren.

Über dieses langsame Weggehen von Moritz zu schreiben fällt mir schwer. Er wirkte jetzt immer öfter auf mich wie ein kostbares, schutzbedürftiges Gebäude, das trotz aller Bemühungen nicht mehr vor dem Verfall gerettet werden kann. Die ersten Risse hatte man immer wieder notdürftig zugekleistert. Allmählich jedoch bröckelte es an allen Ecken ab. Allein die Schönheit und einstige Stabilität des Gebäudes ließen einen vergessen, wie baufällig es geworden war. Die Erschütterungen, von denen es heimgesucht wurde, hätten ein weniger stolzes und festes Haus vielleicht längst schon zum Einsturz gebracht.

Moritz hielt sich mit einer fast preußischen Haltung aufrecht. Durch die vegetarische Ernährung, die im übrigen gegen unseren Wunsch geschah, hatte sein Erscheinungsbild etwas Asketisches bekommen. Ein Sturz aufs Gesicht hatte einen Erguß unter der rechten Augenbraue hervorgerufen, der nicht mehr zurückging. Dadurch vergröberten sich seine Züge etwas, im übrigen strahlte sein Gesicht eine kindliche Reinheit und Ernsthaftigkeit aus, die mit den idiotischen Zügen unter der Hochdosierung der Medikamente nichts mehr gemeinsam hatten. Mit dem Verschwinden der Aggressionen traten eine gewisse körperliche Unbeholfenheit und Schwerfälligkeit ein, die den Umgang mit ihm erleichterten, weil sie kaum mehr Widerstand boten. Den Schlüssel zur Speisekammer, den er entwendet hatte, konnte man ihm beispielsweise mit einem raschen Handgriff aus der Tasche ziehen. Früher hätte es einen erbitterten Kampf gegeben. Sein Benehmen war – nicht zuletzt durch den positiven Einfluß des Heimes – fast mustergültig zu nennen. Er sagte »Bitte« und »Danke« und schnitt sich seine Brote in kleine Würfel, bevor er sie aufaß – eine Selbsthilfe gegen das Hinunterschlingen. Mich rührte diese widerstandslose Anpassung, die durch eine Erlahmung seiner Kräfte mitbedingt war, so sehr, daß ich mir an manchen Tagen wünschte, es käme wenigstens für einen Augenblick der alte, wild durch die Gegend laufende und Unsinn redende Moritz wieder zum Vorschein, nur damit ich mich seiner ungebrochenen Vitalität versichern könnte.

Wir hielten die Geschichten von früher durch Anekdoten am Leben und nahmen jede ungewohnte Äußerung von ihm zum Anlaß, um uns gegenseitig zu versichern, wie witzig und schlau Moritz im Grunde noch immer war, wohl wissend, daß wir uns etwas vormachten. Denn im Grunde hatte er den Zenit seiner Entwicklung bereits überschritten. Alles, was er konnte, alle Reaktionen, alle Handgriffe, konnte er von früher

her, nichts mehr kam dazu. Seine Lernfähigkeit schien erschöpft. Das wäre nicht einmal das Schlimmste. Wirklich tragisch war, daß er vieles von dem, was er früher beherrschte, vergaß oder nicht mehr benutzte. Worte, Melodien, Spiele, Gewohnheiten waren nicht mehr abrufbar, und ich könnte nicht einmal sagen, wann ich es zuerst bemerkt hatte. Plötzlich war da nur mehr dieses Loch, diese Leere. Zuerst dachte ich, er wäre einfach zu bequem, daß all das, was wir ihm in zwanzig Jahren beigebracht hatten, verschwunden sein sollte. Bis ich merkte, daß es nicht verschwunden, sondern abgesackt war in Bereiche, die für ihn kaum mehr erreichbar waren. Was aber war der Grund? Die Medikamente? Organische Veränderungen im Gehirn? Eine zermürbte Psyche? Oder alles zusammen? Ich weiß es nicht. Fest steht, daß Moritz immer stiller wurde und wir, neben der Erleichterung, die wir angesichts des »gezähmten« Moritz verspürten, uns Sorgen machten. Bisweilen kamen wie Luftblasen aus der Tiefe alte Gewohnheiten hoch. So zum Beispiel, wenn wir den kleinen Fluß in den Filzen überquerten und er – mit sicherem Instinkt meine Ängste provozierend – sich weit über die Brücke beugte und wie in alten Tagen fragte: »Kann man da runterfallen?«

Daß die Dinge wirklich nur verschüttet und nicht für immer verloren waren, merkte ich auch daran, daß er, wenn ich es ihm zwei- oder dreimal vormachte, wieder auf englisch zu zählen anfing. Alle Äußerungen – ausgenommen die, die sich aufs Essen bezogen – kamen jedoch nur durch wiederholte Anregungen zustande. Von selbst kam nichts mehr.

Die Wunden heilten nur noch schwer zu. Die Zähne gingen fast alle gleichzeitig kaputt, und der Rücken, der einst kerzengerade war, wurde krumm. Der Hinweis auf die Gefahr einer Entkalkung wurde erst relativ spät auf den Waschzetteln des Mylepsin angegeben. Aber was hätte es geändert, wenn wir früher davon gewußt hätten? Man betrachtet die Krankheit meist als das größere Übel und die Nebenwirkungen als das kleinere. Das Medikament hätten wir trotzdem gegeben. Die Leberwerte waren ständig leicht erhöht. Es wunderte mich, daß diese meßbaren Zeichen einer Intoxikation erst so spät auftraten. Eigentlich hatte ich sie viel früher erwartet. Sie bestärkten uns aber in unserem Entschluß, mit der Reduzierung der Medikamente fortzufahren.

Die letzten Jahre laufen fast im Zeitraffertempo vor meinen Augen ab. Ich werde versuchen, mir den Anfang dieses Buches in Erinnerung zu rufen, den ich vor genau zwei Jahren geschrieben habe.

In jenem Sommer wurde Moritz von Axel beaufsichtigt. Er war wirklich der zierlichste aller Betreuer. An den Ohren trug er kleine Ohrringe, jeden Tag andere, die er sich aus Golddraht und Glasperlen selber herstellte. Er malte auch mit Begeisterung skurrile kleine Bilder aus Wasserfarben. Leider ließ er das Wasser, in dem er die Pinsel auswusch, des öfteren stehen. Moritz trank es auf der Suche nach Eßbarem mehrmals aus, was ihm aber nicht schadete. Axel, der auch ein Computerfreak war, entlockte Clemens' Epson wahre grafische Kunstwerke, was Clemens, der seine Schreibmaschine zu kennen glaubte, mit Bewunderung erfüllte. Dazwischen jonglierte Axel mit fünf roten Stoffbällchen, die mit Reis gefüllt waren. Trotz dieser vielfachen Interessen, die einen großen Teil seiner Zeit in Anspruch nahmen, war Axel ein zuverlässiger und aufmerksamer Betreuer seines etwa doppelt so großen Schützlings. Er ging mit ihm genauso verspielt um wie mit seinen Hobbys, ja es schien fast, als betrachte er Moritz als sein fünftes Hobby, das neben all den anderen »herlief«.

Clemens dachte sich mit ihm zusammen aus, Moritz alleine zum etwa dreihundert Meter entfernt liegenden Bauernhof zum Milchholen zu schicken. Als ich eines Abends von der Arbeit nach Hause kam und Moritz vermißte, zeigten sie mit dem Finger aus dem Fenster, wo man ihn, zwei volle Milchkannen tragend, auf der kerzengeraden Asphaltstraße mit großen Schritten auf unser Haus zugehen sah. Mir blieb vor Schreck fast das Herz stehen. Man mag nichts Außergewöhnliches darin sehen, wenn ein Dreiundzwanzigjähriger — auch wenn er geistig behindert ist — zwei volle Milchkannen aus einem dreihundert Meter entfernten Bauernhof nach Hause trägt. Für Moritz war es jedoch eine völlig neue Erfahrung, so ganz allein und selbständig eine Aufgabe zu verrichten. Nicht nur, daß er auf die Bäuerin warten mußte, er mußte auch bezahlen und die Kannen so tragen, daß er nichts verschüttete. Am erstaunlichsten war, daß er, der sonst keine Gelegenheit verpaßte, sich Nahrung zu verschaffen, der Versuchung widerstand, von der Milch zu trinken. Die Straße war von Autos befahren, er mußte auf Geräusche achten und ausweichen. Clemens nahm die Szene auf Video auf, und wir stellten beim Betrachten des Films erstaunt fest, daß der entschlossen und zielbewußt marschierende Moritz aus der Ferne nicht anders aussah als irgendein Bursche auf dem Heimweg.

Es wäre für ihn gut und wichtig gewesen, wenn er diese selbständigen Ausflüge hätte weitermachen können. Eines Tages jedoch bekam er mitten auf der Straße einen Anfall, bei dem ihm die volle Kanne aus der Hand flog und er sich verletzte. Die Verletzung schmerzte ihn weniger als der Verlust der Milch, der in seinen Augen etwas mit Unvermögen und Schwäche zu tun hatte und seinen sehr stark ausgeprägten Ehrgeiz kränkte.

Ich warf die leere Milchkanne gegen die Hauswand und sagte unter Tränen: »Nicht einmal das hast Du ihm gegönnt.« Dann schickte ich ein Schimpfwort hinterher. Das dunkle Blau des Abendhimmels schaute unbeteiligt auf uns herab. Das Wesen, welches ich da oben vermute, mag es nun Gott oder Schicksal heißen, hatte die bewundernswerte Eigenschaft, nie greifbar zu sein. Mein leiser Schrei verhallte, ohne daß Blitz und Donner auf mich niedergefahren wären.

Von nun an ließen wir Moritz nicht mehr alleine gehen. Was bleibt, ist die Erinnerung an die hochgewachsene Gestalt in Siebenmeilenstiefeln Größe 47, die die Straße entlangmarschiert, von Zeit zu Zeit prüft, ob die Weidezäune unter Strom stehen, und schließlich im Stall des Nachbarn verschwindet. Wenn er mir mit den Worten: »Frau Doermer, schau« die Kanne zurückreichte, so strahlte sein Gesicht vol-

ler Stolz. Es ist eine gute und gleichzeitig wehmütige Erinnerung, die mir zeigt, wozu Moritz fähig gewesen wäre, wenn
nicht immer wieder wie Torpedos die Anfälle in sein Leben
eingeschlagen hätten.

Durch die besonderen Umstände der Schaukeltherapie
schrumpfte der Zeitraum, in dem er auf den Beinen war, immer mehr zusammen; denn mit der Zunahme der Anfälle an
Zahl und Heftigkeit in den frisiumfreien Tagen nahm auch
die Erschöpfung des Patienten hinterher zu. Sonntags lag er
viel auf dem Sofa und ruhte sich aus. Es blieben uns nur noch
Montag, Dienstag und der halbe Mittwoch.

In meinen Augen verschlechterte sich sein Zustand langsam, aber kontinuierlich, und wenn auch Clemens mich
manchmal hysterisch und schwarzseherisch schalt, so sprachen die langsam steigenden Anfallskurven, die er in einem
kleinen karierten Heft über die letzten Jahre hindurch aufgezeichnet hatte, dafür, daß ich mit meinen Befürchtungen
nicht so unrecht hatte. Natürlich lagen dazwischen gute Tage,
in denen Clemens mit Recht sagen konnte: »Siehst du, du
Pessimistin!« Insgesamt schraubten wir jedoch unsere Ansprüche immer weiter zurück und gaben uns mit immer weniger zufrieden. Der Unterschied zwischen Clemens und mir
bestand darin, daß ich zu einer pessimistischen Beurteilung
tendierte, während Clemens – zumindest mir gegenüber –
von einem unerschütterlichen Optimismus erfüllt war. Dazwischen lag eine Realität, die unerwarteten Schwankungen
unterworfen war. Moritz selbst machte es uns nicht leicht, seinen Zustand angemessen zu beurteilen. Denn wenn er an
dem einen Tag wirklich zu Tode erschöpft und von Krämpfen
geschüttelt im Bett lag, so konnte er vielleicht am nächsten
Tag schon wieder wie eine Eins auf den Beinen stehen und
am gemeinsamen Frühstück teilnehmen.

Nach dem Luminal setzten wir das Phenhydan ab und
machten uns dann an das Mylepsin, wo wir bei der halben
Dosierung stehenblieben und uns nicht weitertrauten. Man
kann natürlich der Ansicht sein, daß diese Reduzierung dafür
verantwortlich ist, daß die Anfälle in ihrer Stärke so zuge-

nommen haben. Beweisen kann man es nicht. Man kann es nur vor dem Hintergrund der Tatsache beurteilen, daß trotz einer kontinuierlichen Dauermedikation von über zwanzig Jahren immer diese Aufwärtstendenz da war, als wollte das Leiden irgendeinem unbekannten Gipfel zustreben.

Gestern nachmittag hatte Moritz im Krankenhaus einen Anfall, der so stark war, daß unter den Schwestern und Pflegern eine gedrückte Stimmung herrschte. Dr. L. sagte, Anfälle in dieser Stärke hätte er selten beobachtet. Moritz lag im Bett, in seinem Erbrochenen, und schaute mich in seiner Erschöpfung unverwandt an. Es gab zwischen uns nur diesen Blick, wie ein starkes, unzerreißbares Band. Ich kann ihn nicht mehr allein lassen.

Auf dem Heimweg fuhr ich an einer Weberei vorbei und bestellte zwei dicke Schafwollteppiche für sein Zimmer. Wir werden auch noch die restlichen Möbel herausnehmen und alles abpolstern, damit er sich nicht mehr verletzt. Wenn es sein muß, werden wir auch das Haus umbauen oder ein neues, passendes kaufen.

Sollte sein reduzierter Zustand wirklich von Dauer sein, dann wird nichts anderes übrigbleiben, als uns auf einen kleinen Bereich zurückzuziehen. Ich habe Erfahrung darin, was es heißt, den Alltag auf den kleinsten Nenner zu reduzieren. Wir werden mit ihm in seinem Zimmer auf Schaumstoffmöbeln aus Pappgeschirr essen und vorher nicht vergessen zu beten:

Erde, die uns dies gebracht, Sonne, die es reif gemacht, liebe Sonne, liebe Erde, euer nie vergessen werde.

Ich werde wieder zu ihm ins Krankenhaus fahren. Alles, was wir brauchen, ist Kraft und ein gnädig gestimmtes Schicksal. In zwei Wochen kommt Konstantin, der letzten Sommer bei uns war. Es wird weitergehen.

». . . aber immerhin ein Weg«

Die Frage, ob Moritz noch am Leben sei, wurde mir in den drei Jahren, die seit dem Erscheinen des Buches vergangen sind, öfter gestellt. In der Tat war sein Zustand zu der Zeit, in der das Buch endet, mehr als kritisch: Die viele Wochen anhaltenden Fieberschübe bis 41 Grad, starke Schmerzen, verbunden mit einer Unfähigkeit, die Arme zu bewegen, waren nur die äußeren Zeichen einer schweren rheumatischen Erkrankung, die vor allem bei jungen Männern nach jahrelanger Einnahme von Mylepsin auftreten kann. Ich fürchtete damals um sein Leben. Nach dem Absetzen des Medikaments und nach wochenlanger Gabe von Cortison klangen die Symptome ab und traten glücklicherweise bisher auch nicht mehr auf. Jedoch kehrten nach einer kurzen »Fieberpause« die Anfälle mit der alten Heftigkeit zurück. Während seines langen Krankenhausaufenthaltes verlor Moritz seinen Heimplatz, weil seine Betreuer die Verantwortung nicht mehr übernehmen zu können glaubten. Vor die Notwendigkeit gestellt, meinen Sohn wieder zu Hause aufzunehmen, wurde mir bewußt, wie sehr ich doch an meiner Arbeit hing und wie wichtig mir meine Selbständigkeit und Unabhängigkeit waren. Jedoch erschien mir die Anfallssituation selbst so dramatisch, daß ich ihn nicht mehr weggeben wollte. Mit Hilfe von Zivildienstleistenden gelang es mir immerhin noch zwei Jahre lang, neben Moritz' Betreuung meine Arbeit fortzusetzen. Erst im letzten Jahr, dem Jahr seiner Operation, gab ich sie endgültig auf.

Wir hatten sein Zimmer von allen Möbeln leergeräumt und mit dicken Teppichen ausgepolstert. Dieses Zimmer wurde für gut zwei Jahre Moritz' »Gefängnis«, in dem er schlief, aß, Musik hörte und seine Puzzles machte. Es war der einzige Platz, an dem sich die Verletzungen in Grenzen hielten. Er trug den ganzen Tag und manchmal auch nachts einen Sturzhelm, dicke Schuhe und eine Bandage am rechten, besonders gefährdeten Knie. Soweit es ging, verlegte auch ich meine Tätigkeiten, wie Bügeln, Gemüseputzen, Briefeschreiben, in dieses Zimmer. Außerhalb war er nur auf Wiesen einigermaßen sicher. Hielt man nicht einen Abstand von mindestens zehn Metern zu Stacheldrähten, Gewässern oder Abgründen ein, so konnte es jedoch auch hier zu bösen Unfällen kommen. Beim Autofahren mußte ich ihm die Beine mit einem dicken Gurt zusammenbinden. Die Zahl der Anfälle lag zwischen 30 und 40 im Monat. Sie nahmen an Zahl und Heftigkeit ständig zu. Er stürzte zu Boden, schlug um sich, drehte sich mehrmals um die eigene Achse und verletzte sich und andere.

Auf Anraten der behandelnden Ärzte wurden immer wieder andere, zum Teil schon früher ohne Erfolg gegebene Medikamente eingesetzt: Oxcarbazepin, Sultiam, Valproat, Carbamazepin. Ich war ausdrücklich damit einverstanden, daß Moritz in die Erprobung neuer Wirkstoffe einbezogen wurde, aber auch sie brachten keinen Erfolg. Zwei Monate lang probierten wir eine Diät aus, die im wesentlichen aus dem Weglassen aller möglichen Allergene besteht. Zwei Monate lang ernährte sich Moritz nur von Reisfladen, Reis, bestimmten Gemüse- und Obstsorten, Lammfleisch, Margarine und Kartoffeln. Alle diese Experimente waren jeweils von großer Hoffnung begleitet, und es sah in den ersten Tagen immer so aus, als ob eine kleine Besserung einträte. Dann aber brach die Krankheit wieder mit unverminderter Härte durch. Wir erinnerten uns an den Hinweis, völliges Absetzen aller Medikamente hätte in Einzelfällen durchaus zu Besserung geführt. So riskant uns dieser Entzug auch erschien, wir glaubten ihn Moritz zumuten zu müssen. Die Phase des langsamen Ausschleichens brachte er ohne wesentliche Entzugserscheinungen hinter sich, leider aber nahmen die Anfälle auf fast das Doppelte zu. Nachträglich mußten wir uns sagen, daß wir uns getäuscht hatten, als wir dachten, die Medikamente würden nichts bringen. Ein Arzt in der Nähe empfahl eine radikale Kur mit hochdosierten Vitaminen, Mineralien und Spurenelementen. Auch das probierten wir aus. Aber die Anfälle nahmen zu. Zu diesem Zeitpunkt erhielten wir den Anruf aus der Uniklinik in Bonn, wo Moritz seit zwei Jahren auf der

Warteliste für eine präoperative Diagnostik stand. Wir konnten jetzt kommen.

14 Tage lang lag Moritz in dieser Klinik und ließ die zum Teil sehr anstrengenden Prozeduren mit großer Geduld über sich ergehen. Vor laufender Videokamera wurden durch Valiumentzug Anfälle provoziert und im Doppelbild aufgezeichnet. Die unter großem technischem und personellem Aufwand durchgeführte Diagnostik ergab einen indirekten Hinweis darauf, daß in erster Linie die rechte Hemisphäre und beide Vorderlappen des Gehirns vom Anfallsgeschehen betroffen waren. Bei der Kernspintomographie zeigte sich zum ersten Mal deutlich eine Veränderung am rechten Temporallappen. Es war die Stelle, die schon vor 15 Jahren anläßlich einer Computertomographie aufgefallen war, ein Befund, der bedauerlicherweise ärztlicherseits nicht weiter verfolgt worden war. Allerdings gab es damals noch keine Kernspintomographie, und ein epilepsiechirurgischer Eingriff wäre vermutlich nur in den USA möglich gewesen. Aber noch vor vier Jahren erhielten wir das lapidare Fazit einer der medizinischen Koryphäen, das besagte, an Moritz gäbe es nichts zu operieren. Dadurch ging viel wertvolle Zeit verloren. In Bonn hielt man es ebenfalls für wenig wahrscheinlich, daß diese Veränderung im rechten Schläfenlappen für die Anfälle, so wie sie sich bei Moritz zeigten, verantwortlich war. Man warnte uns vor einem resektiven Eingriff und riet allenfalls zu einer Durchtrennung der Verbindung zwischen beiden Gehirnhälften, mit der Chance einer 30prozentigen Linderung. Zu diesem Eingriff konnten wir uns nicht entschließen.

Die in Bonn mit sehr viel Umsicht und Verantwortungsgefühl betriebene Diagnostik führte immerhin dazu, daß ich mich mit dem Kernspinbefund nach Bethel wandte, um sicherzugehen, daß es wirklich keinen anderen Weg gab. Zu meiner großen Verwunderung kam man dort zu einem anderen Ergebnis. Dr. Hans Holthausen sagte, die Veränderung – zum ersten Mal wurde von einem gutartigen Tumor, einem Hamartom, gesprochen – könne auch so lange als epileptogener Herd angesehen werden, solange nicht das Gegenteil bewiesen wäre. Ich war ihm dankbar, daß er mein Buch aufmerksam gelesen hatte. Er befragte mich noch einmal eingehend über Moritz' allererste Anfälle im Kleinkindalter und meinte, die Art und Weise, wie sie sich geäußert hätten – durch Starren, Schluckbewegungen und angstvollen Blick –, ließen sich mit der Lokalisation des Tumors in Einklang bringen. Jedenfalls befürwortete er eine weitere diagnostische Untersuchung in Bethel.

Im Januar 92 machten wir uns wieder auf den Weg in den Norden. Trotz seiner zusammengebundenen Beine schlug Moritz kurz nach Kassel bei einem Anfall die hintere Scheibe unseres Autos ein, so daß wir die restlichen 130 Kilometer in Eiseskälte zurücklegen mußten. Spätestens seit Bonn war mir klar, daß seine Anfälle auf der Skala der Epilepsieerkrankungen eine traurige Ausnahmestelle innehatten. Auch in Bethel, wo er 14 Tage lang wegen der Verletzungsgefahr mehr oder minder angegurtet im Bett liegen mußte, stellten sie in ihrem Schweregrad alles auf dieser Station Übliche weit in den Schatten. Der initial starre Blick mündete abrupt in außergewöhnlich heftigen Automatismen von Armen und Beinen und wilden, orgelnden Schreien. Er schlug das Bettgitter los und hing manchmal, nur vom Gurt gehalten, aus dem Bett. Es kam mir vor, als kämpfe er in panischer Angst gegen einen übermächtigen Gegner. Er trug an seinem Kopf Klebeelektroden, über die pausenlos, Tag und Nacht, die Gehirnströme auf Video aufgezeichnet wurden. Auf diese Weise konnte man eine ganze Reihe von Anfällen dokumentieren und auswerten. Wie immer stellte sich heraus, daß sie von der rechten Seite kamen, jedoch war nicht klar, ob vom Stirnhirn oder vom Schläfenhirn. Natürlich wünschten sich alle Beteiligten, sie möchten vom Schläfenhirn, also dem Sitz des Tumors, kommen. Um einen sicheren Nachweis erbringen zu können, schlug Dr. Holthausen einen zweiten diagnostischen Schritt, eine semi-invasive Diagnostik, vor. Diese fand zwei Monate später statt.

Zum Zweck dieser Diagnostik wurden vom Neurochirurgen unter Vollnarkose Elektroden durch die Wange über das

Foramen ovale in der Schädelbasis an die beiden Schläfen-lappen herangeführt. Außerdem mußten in Moritz' Schädel-decke neun Löcher gebohrt werden, um die Elektroden näher am Gehirn plazieren zu können. Dieses Vorgehen ist nicht frei von Risiken, die Elektroden bereiten Schmerzen und hin-dern beim Kauen. Eine Infektionsgefahr kann nicht ausge-schlossen werden. Moritz ertrug die zehn Tage lange Proze-dur mit erstaunlicher Geduld und Kooperationsbereitschaft. Zwar gelang es nicht, für die Mehrzahl der Anfälle zu diffe-renzieren, ob es sich ums Stirnhirn oder Schläfenhirn han-delte, aber bei einigen wenigen sind EEG-Veränderungen am Schläfenlappen den Veränderungen am Stirnlappen voraus-gegangen, so daß die Ärzte doch recht optimistisch waren, Moritz durch eine Operation helfen zu können. Wenn sie auch wegen der jahrzehntelangen Krankengeschichte keine Anfallsfreiheit versprechen konnten, so waren sie sich doch einigermaßen sicher, »die Spitze des Eisbergs« abtragen und die Schwere des Leidens günstig beeinflussen zu können.

Zu diesem Zeitpunkt war ich längst entschlossen, meinem Sohn eine Operation zuzumuten. Im nächsten Augenblick aber verlor ich jeden Mut bei dem Gedanken, daß ich ihn da-mit vielleicht einem Risiko aussetzte, das alles übertraf, was wir in 27 Jahren durchgemacht hatten. Es gab immer noch Leute, die in bezug auf diese Operation von medizinischem Abenteurertum sprachen. Moritz' Persönlichkeit sei so leicht zu zerstören, es bestehe Gefahr, daß er diesen kleinen, fragi-len Rest von Präsenz verlieren könnte. Es war die Rede von Lähmungen, Sprachverlust und seelisch-geistigen Defiziten. Am belastendsten für mich war, daß ich Moritz nicht fragen konnte, daß ich sozusagen über seinen Kopf hinweg entschei-den mußte. War es nicht in erster Linie mein Leidensdruck, der der augenblicklichen Situation ein Ende bereiten wollte? Ob Moritz wirklich unter seiner Krankheit litt – ich hätte es nicht zu sagen gewußt. Es hatte für ihn ja nie ein Leben frei von Anfällen gegeben, der Zustand von Gesundheit war ihm gänzlich unbekannt, so daß er ihn wahrscheinlich gar nicht vermißte. Freilich gab es immer wieder diese schweren Verletzungen. Auch stand die Art seiner Anfälle jeder sozialen Einbindung außerhalb der Familie im Wege. Blieb mir überhaupt eine andere Wahl?

Als die Entscheidung für eine Operation schließlich gefallen war, fühlte ich mich besser. In den drei Monaten Wartezeit zwischen der letzten Diagnostik und dem Eingriff strich ich jeden Tag in meinem Kalender ab und wünschte mir, die Zeit möge schneller vergehen. Die Angst, es könnte vorher noch etwas passieren, mit Moritz oder mir, ließ mich nicht mehr los. Er hatte zu diesem Zeitpunkt sicherlich an die 10 000 Anfälle erlitten. Sie nahmen an Häufigkeit und in ihrem Schweregrad immer noch zu. In den Wochen vor der Operation ging ich mit ihm nur noch über abgemähte Wiesen, um zu verhindern, daß er sich im letzten Moment noch ernsthafte Verletzungen zuzog.

Am 24. Juli 1992 entfernte Professor Falk Oppel in einem fünfstündigen Eingriff den Tumor sowie den rechten Temporallappen mit dem Hippokampus. Am Tag zuvor hatte ich mit Moritz noch auf einer Bank im Klinikgarten gesessen. Ein Anfall hatte ihn in das etwa fünf Meter entfernte Gebüsch geschleudert, und er hatte sich durch mehrfache Drehungen so darin verfangen, daß ich ihn buchstäblich herauswickeln mußte. Mit Tränen der Wut in den Augen sagte ich mehrmals hintereinander: »Das ist das letzte Mal, daß du zugeschlagen hast.« In meiner Hilflosigkeit und Verzweiflung hatte ich schon vor einer Weile angefangen, hinter den Anfällen einen Gegner aus Fleisch und Blut zu sehen, der heimtückisch an jeder Wegecke lauerte – der Inbegriff des Bösen und Unberechenbaren. Tatsächlich war es, wenn auch nicht Moritz' letzter Anfall, so doch der letzte dieser dramatischen Art.

Bei der histologischen Untersuchung wurde der präoperative Verdacht eines Hamartoms bestätigt. Ein Hamartom ist ein angeborener gutartiger Tumor, bestehend aus nicht richtig ausdifferenziertem Embryonalgewebe, der häufig, aber nicht immer, Anfälle auslöst. Durch die jahrzehntelange epileptische Aktiviät war der rechte Hippokampus ausgebrannt wie nach einem Bombardement und histologisch unter dem

142

Mikroskop nicht mehr zu identifizieren. Die Operation verlief ohne Komplikationen und mit wenig Blutverlust. Meine Ängste erhielten noch einmal neue Nahrung, als Moritz bei der Extubation einen großen generalisierten Krampfanfall erlitt und auf der Intensivstation zwei Tage lang beobachtet werden mußte. Sechs Wünsche hatte ich an diese Operation gehabt. Der Wunsch, Moritz möge anfallsfrei werden, stand an letzter Stelle. Nach drei Tagen wurde er auf sein Zimmer zurückverlegt. Von meinen sechs Wünschen waren drei erfüllt. Er lebte, konnte noch sprechen und alles bewegen. Die Sorge konzentrierte sich auf eine große Müdigkeit, die uns der Operateur angekündigt hatte, weil in der betreffenden Region operiert worden war. Moritz schwankte zwischen extremen Befindlichkeiten hin und her, dämmerte stundenlang vor sich hin, um dann plötzlich aufzuwachen und mit großem Appetit sein Abendessen zu verspeisen. Obwohl seine körperlichen und geistigen Funktionen intakt geblieben waren, schien es mir, als wäre ihm der Durchbruch zu seinem alten Ich noch nicht wieder gelungen. Er hatte auch wieder einige Anfälle gezeigt, die aber nur von kurzer Dauer waren: ein Hochreißen des rechten Armes, eine stumme rechtsbetonte Verkrampfung. Es war die Frage, ob dieser schon vor der Operation beobachtete, aber zahlenmäßig eher im Hintergrund stehende Anfallstyp sich Bahn brechen oder vom Gehirn wieder verlernt würde. In dieser Phase gehört eine hohe Medikation mit Antiepileptika – entgegen meiner stillen Hoffnung – zur Regelbehandlung.

14 Tage nach der Operation tropfte aus Moritz' Nasenloch eine klare Flüssigkeit. Kurze Zeit später lag der Laborbefund vor: es war Gehirnflüssigkeit, Liquor. Für den nächsten Tag wurde Moritz wieder auf den OP-Plan gesetzt. Eile war geboten, da durch diese Öffnung die Infektionsgefahr im frisch operierten Bereich des Gehirns dramatisch vergrößert wurde. Bei dieser zweiten Operation wurde die undichte Stelle, durch die der Liquor vom Gehirn in die Nase gelangen konnte, verschlossen, der Erguß, der sich gebildet hatte, abgesaugt und die ausgesägte Knochenplatte, die immer stärker

hervorgetreten war, neu fixiert. Mitte September wurde ich mit einem sich auf dem Weg der Besserung befindlichen Moritz nach Hause entlassen.

Es ist natürlich interessant zu erfahren, wie es ihm heute, im August 1993, einem Jahr nach der Operation, geht.

Die dramatischen Anfälle sind, wie von den Ärzten vorausgesagt, nie mehr aufgetreten. Hingegen hat er seine tonischen Anfälle behalten, leider mit leicht steigender Tendenz. Mußte man jedoch vor der Operation mit 40 bis 60 Anfällen im Monat rechnen, so sind es heute nur noch sechs bis sieben, die immer in der gleichen Weise ablaufen: Hochreißen der Arme, Einknicken des Körpers und Verkrampfung. Wahrscheinlich handelt es sich um fokale Anfälle aus dem Randgebiet der Operation, die in der Mehrzahl generalisieren. Aus dem Stand fällt er der Länge nach um, so daß er noch immer seinen Sturzhelm tragen muß. Das EEG weist auf einen Restherd in der rechten Hemisphäre hin. Zugenommen haben auch Stereotypien, wie Singsang und Schaukeln des Oberkörpers, die vor der Operation schon bestanden haben. Im Moment wissen wir nicht, was das bedeutet.

Die medikamentösen Möglichkeiten sind noch nicht ausgeschöpft. Zwei Medikamente mußten jedoch wegen ungenügender Wirkung schon wieder abgesetzt werden. Noch befinden wir uns in der zweijährigen Phase nach der Operation, in der alles offen ist, sowohl zum Guten als auch zum Schlechten. Mit den Anfällen, wie sie jetzt ablaufen, können wir leben. Allerdings läßt uns die Angst nicht los, daß die Krankheit wieder entgleisen könnte. Mit jedem Anfall, so glaubt man zu wissen, kann die Epilepsie sich neue Bahnen im Gehirn schaffen, man spricht auch von »zündeln«. So gesehen, leben wir noch immer auf einem kleinen Pulverfaß.

Die Besserung von Moritz' Befinden hat unser Leben im großen und ganzen erleichtert. Wir sind den Ärzten in Bethel sehr dankbar. Moritz lebt noch immer bei uns zu Hause, weil sich bisher kein geeigneter Heimplatz gefunden hat. Einmal in der Woche arbeitet er einen halben Tag in einer Beschützenden Werkstatt in der Verpackungsabteilung. Da er sich nicht mehr diese schweren Verletzungen zuzieht, können wir ihn getrost auch mal kurz aus den Augen lassen. Zum Beispiel hat er wieder angefangen, abends in dem 300 Meter entfernten Bauernhof die Milch zu holen. Er ist dialogfähiger geworden, benutzt manchmal auch neue Wörter, nicht aufregend viele und nicht kontinuierlich, aber mindestens einmal am Tag kommt es vor, daß wir, seine Eltern, uns voller Freude davon erzählen.

Heute könnte man solche Tumoren bereits im ersten Lebensjahr entfernen und damit wahrscheinlich nicht nur Anfallsfreiheit, sondern auch eine normale Entwicklung erreichen. Wenn ich mir vorstelle, daß Moritz – wie so viele andere auch – einfach 25 Jahre zu früh geboren wurde, um von diesem Fortschritt zu profitieren, stellen sich Gefühle von anhaltender Trauer ein. Manchmal sehe ich ihn vor mir, wie er sein könnte: ein bildschöner, gesunder junger Mann, gerade fertig mit dem Studium, verliebt, vielleicht schon mit eigener Familie.

»Alles, was wir brauchen, ist Kraft und ein gnädig gestimmtes Schicksal. Es wird weitergehen.« So habe ich am Ende meines Buches geschrieben. Ich wollte keinen zu deprimierenden Schluß. In Wahrheit hatte ich damals keine wirkliche Perspektive.

Und nun hat sich doch noch ein Weg gefunden, zwar immer noch nicht frei von Mühsal und Unsicherheit, aber immerhin ein Weg.

CHARLY LEONHARD

»Die kleinen Tricks helfen nicht immer«

Als meine Frau damals plötzlich rief »Sebastian krampft!« – und dann mit dem kleinen zuckenden Bündel auf dem Arm ins Wohnzimmer gerannt kam, da hätte ich heulen können. Ich habe nicht geheult. Der Moment wäre auch reichlich unpassend gewesen. Wenn einer in diesem Augenblick die Nerven behalten mußte, dann ich. Schließlich wußte ich aus Erfahrung, was epileptische Anfälle sind, wie man mit ihnen umgeht.

Im übrigen – das habe ich mir erst später, als der erste Schock vorüber war, klargemacht – gab es keinen Grund zur Verzweiflung. Mein Kind hatte die Epilepsie eben doch von mir geerbt. Na und? Mein Arzt hatte uns, als wir damals vor unserer Hochzeit gemeinsam zu ihm gingen, beruhigt. Wir bräuchten kaum etwas zu befürchten, sollten uns den Kinderwunsch getrost erfüllen. Nur bei einem ganz geringen Prozentsatz vererbe sich diese Veranlagung. Nun gehörten wir offenbar zu diesem Prozentsatz. Für unser Leben und das unseres Kindes würde diese Tatsache bestimmte Einschränkungen zur Folge haben. Regelmäßige Einnahme von Tabletten, regelmäßige EEGs, keine übermäßige sportliche Anstrengung, bewußte Ernährung, sehr viel Selbstdisziplin. Wo war der Grund zur Verzweiflung?

Das klingt alles viel zu verharmlosend, nach aufgesetzter Gelassenheit? Das ist es nicht, Ehrenwort. Aber das ist es sicher nur deshalb nicht, weil ich selbst eine Epilepsie habe, die ich in den Griff bekommen konnte. Als ich damals meinen Ältesten während seiner Anfälle beobachtete, da habe ich im stillen Stoßgebete zum Himmel geschickt: Lieber Gott, laß es ihn nicht schlimmer haben, als ich es habe, dann kann doch eigentlich nichts schiefgehen.

Nach allem, was wir bisher wissen, ist seine Epilepsie nicht schwerer als meine. Nach seinen ersten Krampfanfällen – damals war er vier Jahre alt – ist er sofort auf Luminaletten eingestellt worden. So zwischen 12 000 und 13 000 dürfte er von diesen kleinen weißen Dingern genommen haben. Morgens, mittags und abends – insgesamt sechs Stück pro Tag. Die EEGs hatten immer einen Befund, der jedoch nach sechs Jahren so gering ausfiel, daß uns der Arzt sagte: Sie können es wagen, die Tabletten langsam zu reduzieren und dann ganz abzusetzen.

Heute ist Sebastian zwölf Jahre alt, ein gesunder und fröhlicher Junge, genauso wie seine beiden jüngeren Geschwister, die keinerlei Anzeichen für eine Epilepsie haben. Vielleicht hat er es ja wirklich überstanden. Vielleicht haben wir mit den Tabletten so frühzeitig begonnen, daß er sein künftiges Leben lang ohne Anfälle bleiben wird. Die nächste Zeit, die Jahre der Pubertät, werden es zeigen.

Als ich in seinem Alter war, hatte ich – ausgerechnet während der Sportstunde – einen schweren Anfall. Die ganze Schule sprach davon. Ich blieb fortan vom Sport befreit bis zum Abitur. In den unteren Klassen mußte ich während der Sportstunden immer am Rand auf der Bank sitzen. Keine sehr schöne Erinnerung. In der Oberstufe des Gymnasiums war mir das dann zu blöd. Ich traf mit dem Sportlehrer die Übereinkunft, ich dürfte während der Sportstunden machen, was ich wollte.

Ich habe sie nicht genau gezählt, aber ich denke, daß ich in meinen bisher vier Lebensjahrzehnten gut 20 große Anfälle gehabt habe. Das ist wenig, gemessen an dem Schicksal anderer Epileptiker. Mittlerweile beunruhigt mich das Wissen darum, daß ich diese Veranlagung habe, überhaupt nicht mehr. Ich gehöre zu den Glücklichen, die sich so kontrollieren können, daß sie Anfälle vermeiden. Was also unterscheidet mich von – sagen wir: Diabetikern? Wenn die sich nicht tagein, tagaus selbstdisziplinieren, haben sie keine Überlebenschance. Wo also liegt der Unterschied zu uns Epileptikern?

Es gibt ihn, zumindest aus meiner Sicht. Wer Diabetiker ist, macht daraus kein Geheimnis. Ich habe zuweilen sogar den Eindruck, manche Diabetiker hätten nichts Eiligeres zu tun, als uns von ihrem zuckerarmen Leben zu erzählen. Wir Epileptiker erzählen nichts. Weil wir wissen, daß kaum eine andere Krankheit so vorurteilsbeladen ist. Wer von ihr offen erzählt, muß mit Nachteilen rechnen: im Beruf und im Privatleben.

Warum auch sollen wir unseren Mitmenschen ihre Unbekümmertheit uns gegenüber rauben? Wüßten sie um unsere Anlage, viele von ihnen wären völlig verunsichert.

Ich werde nie den Auftritt eines evangelischen Bischofs vor Kirchenjuristen vergessen. Er beklagte sich über einen jungen Mann, einen unbequemen Theologen. Dieser war – zugegeben – höchst skurril in seinen Bewegungen, in der Wahl seiner Worte. Seine Motorik war ausgesprochen linkisch, aber das gehörte nun einmal zu seiner Originalität. Der Bischof hatte sich über ihn geärgert und sagte nun, in jenem Juristenkreis:»Dieser junge Mann, Sie müßten ihn sehen, wie er sich schon bewegt . . . Ich weiß nicht, was mit ihm ist – ob er Epileptiker ist oder was . . .« Der gute Bischof hatte offenbar »Epileptiker« und »Spastiker« verwechselt, sah zwischen beiden womöglich sogar keinen Unterschied. Und solchen Leuten sollen wir von unserer Veranlagung erzählen?

So recht verstehen kann jemand, der nie einen Anfall gehabt hat, ohnehin nicht, was wir durchmachen. Nur die wundervollen Ärzte, die mich – und meinen Sohn – behandelt haben. In Bethel und im Epilepsiezentrum Kork bei Kehl haben wir Ärzte gefunden, die neben ihrer Fachbildung eine außerordentlich wohltuende Herzensbildung besaßen. Aber andere, die nicht einmal wissen, was das ist: Epilepsie?

Wie sollen Außenstehende auch nachvollziehen, wie das ist, wenn sich plötzlich die Wahrnehmung aller Sinne verschiebt. Wenn man ganz genau weiß, jetzt ist es wieder soweit. Manchmal gelingt es, den Anfall abzuwenden; ich habe da meine kleinen Tricks entwickelt, die aber längst nicht immer halfen. Und wenn sie halfen, dann nur deshalb, weil ich zu den Epileptikern gehöre, die mindestens fünf Sekunden vor dem Krampfen spüren, daß es wieder losgeht.

Zuweilen hatte ich Erfolg mit meinen kleinen selbstentwickelten Tricks. Manchmal konnte ich den Anfall wirklich abwenden, indem ich einfach aufstand und hinausging, wo auch immer ich mich gerade befand. Dabei tief durchatmete, die Augen für einen Moment schloß, mir mit dem Fingernagel gleichsam eine Akupressur irgendwo in den Arm verabreichte.

Für Leute, die ich gerade in einem Moment abrupt verließ, in dem sie mit mir sprachen, eine höchst befremdliche Angelegenheit. Später, wenn ich es überstanden hatte, log ich ihnen dann vor, mein Kreislauf habe plötzlich verrückt gespielt. Das hat mir noch jeder geglaubt. Kreislauf, jaja, kenn ich, da müssen Sie aber aufpassen, gell ...

Wie sollen Außenstehende nachvollziehen, wie das ist, wenn man vor einem Anfall für wenige Sekunden die Verzweiflung darüber spürt, daß es jetzt wieder losgeht. Darüber, daß man wieder leichtfertig seine Grenzen überschritten hat – und dafür jetzt bitter bestraft wird. Bestraft dafür zum Beispiel, daß man nicht nur am Abend zuvor zuviel Alkohol getrunken, sondern sich dann auch noch Schlafentzug zugemutet hat.

Und dann, nach dem Anfall: die rasenden Kopf- und Gliederschmerzen, das Blut im Mund, weil wieder die Zunge zwischen die Zähne gekommen ist; und vor allem: das schlechte Gewissen den nächsten Angehörigen gegenüber. Das war nach meinen Anfällen eigentlich immer das Beherrschende. Das Schuldgefühl meiner Frau gegenüber.

Sie hat mich geheiratet, wiewohl sie über meine Epilepsie Bescheid wußte, hat das Risiko auf sich genommen, mit mir drei Kinder in die Welt zu setzen. Ihre Mutter hatte ihr damals auszureden versucht, sich ausgerechnet an solch einen Mann zu binden; das könne sich furchtbar rächen.

Mit einem Krampfanfall, den ich durch eigene Nachlässigkeit herbeiführe, tue ich meiner Frau weh. Ich weiß das, obwohl sie sich unmittelbar nach meinen Anfällen unglaublich tapfer hält, nach Kräften bemüht ist, sich nicht anmerken zu lassen, welche Ängste sie meinetwegen durchstehen muß. »Wenn du aus dem Haus gehst«, sagt sie mir zuweilen, »dann denke ich immer: Hoffentlich kommt er so wieder, wie er gegangen ist.«

Ich weiß mittlerweile, wie ich meine Epilepsie steuern kann. Fast alle Anfälle, die ich als Erwachsener hatte, waren durch mich verschuldet. Ich hatte die Tabletten nicht regelmäßig eingenommen, hatte Alkohol getrunken, zu schwer gearbeitet, mir trotz extremer Müdigkeit keinen Schlaf gegönnt – kurz: Ich hatte meine Grenzen überschritten. Kein Wunder, daß ein Anfall kommen mußte.

Danach war ich immer viel zu kaputt, um zu tun, wonach mir zumute war: hemmungslos zu weinen. Das mußte ich mir schon deshalb verkneifen, weil der Kopf viel zu sehr schmerzte. Ich brauchte jedesmal einige Zeit, um wieder richtig bei mir zu sein. Zwei, drei Tage dauerte es schon, bis ich mein Selbstbewußtsein wiedererlangt hatte. Bis ich das lähmende Gefühl los war, eben doch ein Krüppel zu sein, der sich am besten verkriechen sollte. Beim letzten Mal dauerte es sogar einige Wochen. Ich hatte mir beim Krampfen so heftig auf die Zunge gebissen, daß es fast drei Wochen dauerte, bis die Wunde einigermaßen verheilt war.

Aber jedesmal war es das gleiche: Wenn ich diese erste Phase überstanden hatte, war ich wieder ein großes Stück »gewachsen«. Das muß ich erklären.

Wenn mich jemand fragt: Möchtest du lieber mit deiner Epilepsie leben, oder möchtest du sie lieber los sein? Meine Antwort wäre ganz klar: Lieber mit der Epilepsie. Das liest sich für alle Epileptiker, die viel schlimmer dran sind als ich, befremdlich. Ich schreibe nur für mich: Ich, mit meiner Anfallsneigung und -häufigkeit, möchte diese Veranlagung nicht missen. Sie hat mich geformt in einer Weise, die für mich selbst, aber auch für die Menschen, die mit mir zu tun haben, überwiegend positiv ist.

Ich glaube, daß ich wegen meiner Epilepsie sehr viel bewußter lebe, mich selbst auch bewußter erlebe, als wenn ich nicht darauf angewiesen wäre, mich ständig zu kontrollieren.

Ich denke sehr oft über meine Grenzen nach, die meine Möglichkeiten einschränken. Und – das scheint mir mindestens ebenso wichtig – ich habe deshalb sehr viel Verständnis für die begrenzten Möglichkeiten anderer Menschen. Auch sie erlebe ich sehr bewußt.

Daß ich meine eigenen Grenzen ständig vor Augen habe, verschont mich zwar vor Selbstüberschätzung. Dieses Bewußtsein birgt aber auch ein Risiko in sich. Zuweilen ertappe ich mich dabei, einen geradezu sportiven Ehrgeiz darin zu entwickeln, meine Grenzen auszutesten.

Mittlerweile beherrsche ich die für mich und meine nächsten Angehörigen entscheidende Kunst: einerseits zwar alles zu tun, um mich meinen eigenen Grenzen zu nähern, sie aber andererseits nie zu überschreiten.

Daß meine Frau und ich zu den wenigen uneingeschränkt glücklichen Ehepaaren unseres Bekanntenkreises zählen und daß mein beruflicher Werdegang bisher so unorthodox wie erfolgreich verlaufen ist, hat sicher auch mit meiner Epilepsie zu tun. Sie hat mich zu einem Menschen gemacht, der weiß, daß er sich ein unbekümmertes In-den-Tag-Hineinleben nicht leisten kann. Weil ich durch meine Anfälle schmerzhaft dafür bestraft wurde, die Grenzen meiner Belastbarkeit überschritten zu haben, halte ich heute inne, wenn ich an meine Grenzen komme. Meine Epilepsie bewahrt mich vor Grenzüberschreitungen – destruktiv für mich und meine nächsten Angehörigen.

Bis ich soweit war, mußte ich einen weiten Weg zurücklegen. Ich habe mehr als einmal alles aufs Spiel gesetzt: Gesundheit, privates Glück, Karriere. Etwa dann, wenn ich eine Tagung zu leiten hatte und dabei bis tief in die Nacht aufblieb, Alkohol trank, morgens in aller Frühe wieder aufstand und den Tag als Moderator vor zweihundert Menschen zubrachte. Und das, obwohl ich zu Hause eine Frau und kleine Kinder hatte, die mich brauchten.

Noch heute stehe ich einigermaßen beschämt vor der Tatsache, daß ich für diesen Leichtsinn zwar mit schweren epileptischen Anfällen bestraft wurde, daß aber nicht ein einziger in der Öffentlichkeit geschah.

Ich weiß nicht, warum Gott das so eingerichtet hat, aber ich bin ihm dafür dankbar. Vielleicht ist dies überhaupt das Allerwichtigste, was mir meine Epilepsie beschert hat: eine tiefe Dankbarkeit für all das Glück, das ich in meinem Leben erfahre.

Der gute Mensch von Övelgönne

Stefanie Gronmeyer und die Arbeitsgemeinschaft für Anfallskranke

August 1943: Während über Hamburg der Feuersturm der Alliierten hinwegfegt und die Stadt in Schutt und Asche legt, bringt Stefanie Gronmeyer ihren zweiten Sohn zur Welt. Direkt nach der Geburt wird das Krankenhaus evakuiert, die Wöchnerin findet Zuflucht in einem Lazarett. Sie setzt sich, das Körbchen mit dem Baby im Arm, auf den Rand eines belegten Feldbetts. Als sie den Kopf wendet, schaut sie in ein pulsierendes Gehirn. Noch fünfzig Jahre danach staunt sie, wie ungerührt sie diesen Anblick ertragen hat. Viel später erst kommt der Schock. Jetzt geht es ums Überleben für sie und ihre Söhne. »Lieber Gott«, betet Stefanie, »wenn ich diesen Jungen großkriege, werde ich mich mit aller Kraft für andere Kinder einsetzen.« Helmut wird groß. Und Stefanie hält Wort. 1984 erhält sie den Kinderschutzpreis.

Nach Holger, Jahrgang 1939, und Helmut wird Harald 1950 als dritter Sohn geboren. Stefanie, die früh gelernt hat, sich durchzusetzen, will für das Kind keine Impfung. Diesmal kommt sie mit ihren Argumenten, der Kleine sei noch nicht kräftig genug, nicht durch. Sie wird einbestellt, Harald gegen Pocken geimpft. Er reagiert mit Grand-mal-Anfällen.

Stefanie ist viel allein. Ehemann Hugo ist Kapitän. Seine Frau bewohnt mit den Kindern einen Teil des schwiegerelterlichen Hauses im Hamburger Stadtteil Övelgönne, traditionell ein Ort, an dem Kapitäne Wohnsitz nehmen. Denn vor den Häusern fließt die Elbe. Außer der Schwiegermutter wohnt auch noch der Schwager mit Familie in dem Haus, das die Ausmaße einer hochherrschaftlichen Villa hat. Mit der Familie ihres Mannes hat Stefanie ihre Schwierigkeiten. Sie,

155

vor ihrer Ehe Lehrerin und aus Breslau stammend, wird von der alteingesessenen Hamburger Familie abgelehnt. In einer solchen Situation ist ein anfallskrankes Kind ein zusätzlicher Makel. Als Steffi von einer Reise zurückkommt, hat der Schwager ihre Abwesenheit benutzt, um mitten durch den gemeinsamen Garten eine Hecke zu pflanzen – damit seine Kinder den Anblick des kranken Harald nicht ertragen müssen.

Wie weh solche Grobheiten tun, merkt man Stefanie im Gespräch heute noch an. Aber sie hat sich durchgebissen. Ein bißchen hart ist sie vielleicht geworden, bekennt sich zu autoritärem Führungsstil und läßt keinen Zweifel daran, wer das Sagen hat. Seit 1970 leitet sie, die alle Steffi nennen, die »Arbeitsgemeinschaft für Anfallskranke Hamburg«. Im April 1993 haben ihr ihre Freundinnen und Freunde aus der Gruppe einen Hubschrauberflug über Hamburg geschenkt und mit einer Anzeige in der Zeitschrift der Selbsthilfegruppen, »einfälle«, zum 80. Geburtstag gratuliert. Da laboriert sie noch an den Folgen einer Hüftoperation, die nach einem Sturz auf dem Schweriner Bahnhof erforderlich war. Aber Steffi hat eine preußische Disziplin. Dabei ist sie eine zierliche Person mit dichtem blondem Haar, erlesen angezogen, trägt ausgesucht edlen Schmuck und zelebriert einen Nachmittagskaffee wie bei gekrönten Häuptern. Für die Menschen, die sie in Jahrzehnten begleitet und denen sie geholfen hat, ist sie fraglos die Königin.

Als Steffi klar wird, was mit Harald geschehen ist, macht sie sich auf die Suche nach Information. Wer mit Epilepsie in diesem Land auch nur am Rande zu tun hat, kennt Stefanie Gronmeyer. Früh engagiert sie sich in der Lebenshilfe. Mitte der sechziger Jahre konzentriert sich deren Arbeit vor allem auf mongoloide Kinder. Steffi beklagt immer öfter, daß es ihrem Harald nichts hilft, wenn seine Mutter alles über das Down-Syndrom, aber herzlich wenig über Epilepsie weiß. Bis einer aus dem Verband mit dem Satz kontert: »Dann mach doch selber so 'ne Gruppe auf!«

Steffi fährt nach Bethel. Bei den Ärzten ist sie durch Generationen hin bekannt wie ein bunter Hund. Und gründlich ist sie auch. Vormittags geht sie mit den Ärzten alle Visiten, nachmittags macht sie Dienst mit den Schwestern. Ihr, dem Gast, der sich Zeit für sie nimmt und ihnen zuhört, erzählen die Kranken ihre Sorgen und Ängste, die Tragödien in der Familie, wenn etwa eine Frau ihren Mann verläßt, weil sie sich vor den Anfällen ängstigt.

»Beim Rollstuhlfahrer guckt man mitleidig hin«, resümiert Steffi ihre lange Erfahrung, »beim Anfallskranken rennt man weg.« Sie nicht. Sie guckt in Bethel ganz genau hin. Mit dem erworbenen Wissen startet sie im November 1970 ihre erste Gruppe innerhalb der Lebenshilfe für »das anfallskranke Kind«. Ein Jahr später benennt sie sie um in »Arbeitsgemeinschaft für Anfallskranke Hamburg«, die bis heute besteht. In ihrem Info-Blatt heißt es: »Nur in einer geschlossenen Gruppe ist es möglich, über gemeinsame Anliegen zu reden und sie erfolgreich an die Öffentlichkeit heranzutragen. Die Arbeitsgemeinschaft ist Mitglied der Hamburger Lebenshilfe und der Deutschen Sektion der Internationalen Liga gegen Epilepsie, Mitglied des Paritätischen Wohlfahrtsverbandes, und sie nimmt alle Anfallskranken, selbstbetroffene Erwachsene, anfallskranke Kinder und Jugendliche und deren Angehörige als Mitglieder auf und vertritt deren Interessen. Die Gruppe arbeitet mit Ärzten, Einrichtungen und Zentren für Epilepsie sowie mit Krankenhäusern zusammen, die sich auf die Behandlung von Anfallsleiden spezialisiert haben. Sie kann dadurch ihre Mitglieder stets auf dem neuesten Stand sozialpolitischer und medizinischer Kenntnisse halten.«

Es gibt Informationsabende für Erwachsene in Ausbildung und Beruf, für Eltern anfallskranker Kinder und für Erwachsene, die nach einer Tumoroperation Anfälle bekommen haben. Einmal in der Woche hält Steffi Sprechstunden in einem Hamburger Krankenhaus ab. Und jeden Werktag zwischen 9 und 11 Uhr sitzt sie neben ihrem Telefon, um Rat zu geben, zu helfen oder zu trösten. Natürlich lassen sich die Sprechzeiten nicht auf diese zwei Stunden begrenzen – das Telefon klingelt auch morgens vor acht und spätabends. Das ist der sachliche Teil. Es gibt auch noch einen geselligen. Steffi macht mit »ihren Leuten« Ausfahrten zu Wasser und zu Lande, besichtigt mit ihnen Epilepsiezentren und Heime der Lebenshilfe, fährt mit ihnen in Urlaub und führt medizinisch betreute Freizeiten durch. Sie bringt es fertig, mit 82 anfallskranken Personen ins Theater zu gehen. Das setzt Logistik voraus. Im Theaterraum dreht sich eine Leuchtkugel, ähnlich wie in Discos. Die Lichtreflexe können Anfälle auslösen. Also wird mit der Direktorin vereinbart, daß die Kugel angehalten wird. Und die Musik aus dem Orchestergraben darf nicht zu laut sein.

Der Tag kommt, die Gruppe nimmt Platz, die Leuchtkugel dreht sich, die Musik ist ohrenbetäubend. »Na, Muttel«, sagt Harald, »das war wohl nix!« Steffi sucht die Chefin des Hauses – und die hat das Vorgespräch vergessen. Die Leuchtkugel wird gestoppt, das Orchester spielt leise, die Gruppe hat Spaß und niemand einen Anfall.

Zehn Jahre nach Gründung ihrer Gruppe hält Steffi ihren ersten Vortrag beim Internationalen Kongreß der Liga gegen Epilepsie im Berliner Reichstagsgebäude. Bei jedem Ärztekongreß baut sie ihren Informationsstand mit vielen Fotos auf. 1985 wird ihr die silberne Ehrennadel der Lebenshilfe Hamburg verliehen, zwei Jahre später ernennt die Deutsche Sektion der Liga gegen Epilepsie Steffi zum Ehrenmitglied.

Als sie 1990 das zwanzigjährige Bestehen ihrer Gruppe mit einer Erholung in Emstal feiern will, erfährt sie eine herbe Enttäuschung. Der Bungalowkomplex, in dem sie viele Jahre Urlaub gemacht hat, steht ihrer Gruppe nicht mehr zur Verfügung, er ist auf Dauer belegt mit Übersiedlern, später mit Asylanten. Was Steffi in diesem Zusammenhang über Politiker sagt, die an solchen Zuständen schuld sind, ist gar nicht mehr ladylike. Ein neues Domizil für die Ferien hat sie noch nicht gefunden.

Aber sie schimpft nicht lange. Dazu hat sie zuviel Positives zu erzählen, lacht wohl auch zu gern. Kichert wie ein Schulmädchen bei den Erinnerungen an Ausflüge, die bis nach Holland führten, oder an Straßenfeste an ihrem Wohnort, bei

denen sie einen Spielmannszug bestellte und den Övelgön-
nern auf Wochen hinaus Gesprächsstoff lieferte.

Es gibt auch harte Zeiten in ihrem Leben. 1964 wird der
zweitälteste Sohn, dessentwegen sie seinerzeit ihr Versprechen gegeben hatte, Kindern mit all ihrer Kraft zu helfen,
zum ersten Mal Vater. Das junge Paar wohnt in der Nähe. Als
Mutter und Kind nach Hause kommen, fällt den Großeltern
bald auf, daß etwas nicht stimmt. Der kleine Niels wird in
einem Maß vernachlässigt, das Einschreiten erfordert. Die
Mutter hat offenbar alles Interesse an ihm verloren. Weil ihr
Verhalten rätselhaft ist, wird sie überredet, zur Beobachtung
in eine Klinik zu gehen. Dort stirbt sie drei Tage später an
einem Hirntumor. So kommt Steffi zu ihrem »vierten Sohn«,
der erst bei der Einschulung erfährt, daß die Mutti seine Omi
ist. Am herzlichen Verhältnis der beiden ändert das bis heute
nichts.

1981 geht es Steffis Mann Hugo nicht gut. Der Kapitän
geht zum Arzt. Er hat Leukämie. »Wie lange noch?« fragt er
den Professor. Zwei Jahre gibt ihm der Doktor, und zwei
Jahre sind es denn auch. Steffi pflegt Hugo zu Hause. Sein
Haus hat er bestellt. Hat auch für Sohn Harald vorgesorgt.
Der ist inzwischen über dreißig, hat immer im Haus gelebt.
Sein Vater möchte ihn untergebracht wissen für den Fall, daß
Steffis Kräfte einmal nachlassen. Beim Hamburger Spastiker-
verband werden Wohnungen für betreute Gruppen gebaut.
Harald bezieht eines der acht Zimmer. Seine Eltern suchen
noch gemeinsam die Möbel aus.

In Haralds Gruppe lebt Jeannette. Das Mädchen, sechzehn
Jahre jünger als er, ist schwer spastisch gelähmt und sitzt im
Rollstuhl. Als Baby von der Mutter verlassen, wächst Jeannette bei den Großeltern auf. Mit 18 kommt sie in die Spasti-
kergruppe. Versorgt habe man sie, meint Steffi, aber nicht ge-
fordert und nicht gefördert. Vieles an Eigenschaften und
Möglichkeiten liegt brach, das Harald entdeckt und Jeannette
ermutigt, daran zu arbeiten. Befreundet sind die beiden
schon lange, seit 1991 verheiratet. Es war Haralds Wunsch,
das Verhältnis zu legalisieren. Er arbeitet in der Telefonzen-

trale einer Beschützenden Werkstatt. Anfälle bekommt er nur noch in großen Abständen von zwei und mehr Jahren.

Seine Mutter hat ihm den dreißigsten Mallorca-Aufenthalt spendiert. Unter südlicher Sonne und Salzwasser geht es ihm gut. Die frühere Schwimm- und Skilehrerin hat keine Angst, wenn er ins Wasser geht, das kräftigt die Muskeln und stärkt die Abwehrkräfte. Allerdings, darauf legt Steffi großen Wert, »niemals ohne Absicherung durch eine Schwimmweste«. »Außerdem«, sagt sie, »sind wir auf Mallorca immer in einem Fünfsternehotel. Da muß man sich benehmen lernen.« Harald benimmt sich erstklassig. Nicht daß Steffi nun den Dünkel hätte, unter dem sie bei der Schwiegermutter leiden mußte, aber Stil muß sein. Flegelhaftes Benehmen und unordentliche Verhältnisse sind ihr ein Greuel. Steffi ist ein gläubiger Mensch, die Botschaft der Bibel bestimmt ihr Handeln: »Die Liebe in der Familie und besonders zu behinderten Menschen ist meine Grundeinstellung zu einem lebenswerten Leben.«

Sie ist stolz darauf, im Kreis der Kap Hornier eine Kaptaube zu sein. Am Kap Horn, so haben die Seeleute beobachtet, bleiben die Albatrospaare immer zusammen. Wenn es dem Männchen oder Weibchen nicht gutgeht, bleibt der Partner bei ihm auf den Klippen. Eine Kaptaube also ist die erste Frau des Kapitäns, die ihm ein Leben lang die Treue hält. Die Feier des 45. Hochzeitstages haben Hugo und Stefanie Gronmeyer noch gemeinsam begangen.

Für Steffi wird die Arbeit nicht weniger. Unbedingt will sie, daß aus den Alsterdorfer Anstalten ein modernes Epilepsiezentrum wird. Sie gehört zu einem Team, das aus sechs Ärzten um den Leiter der Ambulanz für erwachsene Anfallskranke, Dr. Heinrich C. Bräuer, besteht. Die acht versuchen, solch ein Zentrum aufzubauen, aber es fehlt an Geld. Die Erfahrung lehrt jedoch, daß Steffi kriegt, was sie will.

Außerdem ist in den neuen Bundesländern unendlich viel zu tun. Auch dorthin hat Stefanie Gronmeyer schon vor vielen Jahren Verbindungen geknüpft und kann helfen, wobei sie von Epileptologen unterstützt wird. Ein Beispiel: Durch

Zufall erfährt ein Fernfahrer aus dem Osten, dessen Frau schwere Anfälle hat und ungenügend betreut wird, von Steffi. Er ruft sie an und schildert den Fall. Sie spricht mit einem befreundeten Arzt, der für die Frau spontan ein Klinikbett reserviert. Sie ist heute fast anfallsfrei. Dennoch sorgt sie sich um die beiden Töchter und möchte klären lassen, ob sich die Krankheit auf die Kinder vererbt hat. Steffi bezieht in Övelgönne die Gästebetten. Mutter und Kinder reisen aus Schwerin an. Ein bißchen Bammel vor der Untersuchung haben sie, aber Steffi geht mit und hält Händchen. Aus der spontanen und unbürokratischen Hilfe entstand eine Freundschaft.

Stefanie Gronmeyer hat Notfallkarten entwickelt, auf denen nicht nur Medikament, Dosis, Krankenkasse, behandelnder Arzt, Angehörige, Allergien und Blutgruppe verzeichnet sind, sondern auch Hinweise für meist ahnungslose Passanten.

Stolz ist sie auf eine Visitenkarte mit dem Aufdruck: »Sie haben soeben einen behinderten Menschen gesehen. Wenn Sie mehr darüber wissen wollen, wenden Sie sich an folgende Adresse . . .« Diese Karte haben Steffi und ihre Gruppenmitglieder immer dabei. Wenn sich wieder einmal gaffendes Volk um einen Anfallskranken drängt, drückt Steffi jedem eine Karte in die Hand. Manche schauen betreten weg, selten gibt es dumme Bemerkungen, zuweilen aber tatsächlich einen Anruf danach. Und der ist die Druckkosten wert.

Anschrift: Arbeitsgemeinschaft für Anfallskranke, Stefanie Gronmeyer, Övelgönne 59, 22605 Hamburg, Telefon 040/8805749

Informationen,
Therapien, Recht

Quittung

Nr.

		Pf	
Netto	DM		Pf
+ ___ % MwSt.	DM		Pf
Gesamt	DM	55	80

Gesamtbetrag DM in Worten

(Im Gesamtbetrag sind ___ % Mehrwertsteuer enthalten)

von

für

richtig erhalten zu haben, bestätigt

Ort _Naumann_ Datum _7.5._

Buchungsvermerke

Fadlibrahl

Stempel / Unterschrift des Empfängers

MATERNUS
Medi & Verlag
GmbH & Co. KG
Severinstraße 76
5000 Köln 1
02 21 / 32 99 99 · 31 13 37

Pfennige
wie oben

sigel Formular

Eine Hoffnung namens Mara

Zum Beispiel Bethel:
Epilepsie und Rehabilitation

Die Hoffnung hat einen Namen: Mara I. Das Haus auf dem Gelände der von Bodelschwinghschen Anstalten in Bethel ist für Epilepsiekranke ein Begriff. Diese Klinik für Anfallskranke hat zwei Stationen zur Behandlung von Epilepsiekranken mit zusätzlichen Handicaps, eine Station zur psychotherapeutischen Anfallsbehandlung, eine Station zur Behandlung junger Erwachsener mit Arbeits- und Ausbildungsproblemen, daneben zwei Stationen für erwachsene Männer und Frauen und eine Station zur präoperativen Diagnostik. Hier wurden seit 1991 etwa 50 Patienten operiert, die meisten zwischen 15 und 25 Jahre alt. Eine Adresse als Strohhalm für therapieresistente Anfallskranke, die trotz aller Fortschritte in der Pharmaindustrie und in der Forschung nicht medikamentös eingestellt werden können. Hier wird in einem langwierigen, aufwendigen, teuren und strapaziösen Prozeß untersucht, ob der Herd, der die Anfälle auslöst, im Gehirn klar auszumachen und operabel ist. Wird bei der Diagnostik nur ein Herd gefunden, in einer Region, welche die Gefahr anderer Schädigungen wie Erblindung, Lähmung oder Störung des Sprachzentrums ausschließt, dann wird in Mara operiert. Die Chancen der Patienten, hernach anfallsfrei zu sein, liegen bei Anfällen, die ihren Ursprung in den Temporallappen haben, zwischen 80 und 90 Prozent, dagegen niedriger bei anderem Anfallsursprung. Vor allem den Kindern bleiben Jahre des Leidens erspart.

So spektakulär die Operationen sind, sie lösen nicht alle Probleme. Viele Erwachsene haben auch nach geglücktem Eingriff Schwierigkeiten. Zu deutlich hat die Krankheit die

Weichen ins Leben gestellt, berufliche Möglichkeiten verbaut oder eine selbständige Lebensführung verhindert. Wichtig ist deshalb eine ehrliche Vorbereitung auf etwaige Folgeschwierigkeiten und eine sehr gute Nachbetreuung über einen langen Zeitraum hinweg. Schon vor der Operation werden mit den Patienten alle Lebensbereiche durchgesprochen, ihre Rolle in der Familie, ihre Hobbys, ihre bisherige Arbeit. Vor allem wird erörtert, mit welchen Einschränkungen durch die Krankheit sie bisher leben mußten. Denn in einer neuen Lebensqualität nach verbesserter Anfallskontrolle oder gar Anfallsfreiheit liegt der Sinn der Rehabilitation: »Vor der Operation überlegen wir, was sich ändern könnte, wenn sich die Anfallssituation ändert«, sagt Rupprecht Thorbecke, Leiter der Rehabilitationsabteilung im Epilepsiezentrum Bethel. »Später versuchen wir, das zu realisieren.«

Das hört sich leichter an, als es ist. Dafür muß Thorbecke schon mal den Aufstand proben, was man sich bei diesem leisen, sanften Mann gar nicht so recht vorstellen kann. Da wird einer erfolgreich operiert, und seine Umgebung – von der Familie über den Neurologen bis zu den Behörden – will einfach nicht wahrhaben, daß der Mann anfallsfrei ist. Also verweigert ihm das Arbeitsamt die beantragte Reha-Maßnahme. Ein paar deutliche Worte nützen schließlich doch.

Einige wichtige Dinge sind nach Ansicht des diplomierten Medizinsoziologen Rupprecht Thorbecke in diesem Zusammenhang bisher zu wenig berücksichtigt worden:

★ Die Eignungsbeurteilungen für das Berufsleben durch die Gatekeeper (Betriebsärzte, Arbeitsamtsärzte) müssen sich stärker an den Fähigkeiten und Einschränkungen orientieren.

★ Die Betroffenen selbst müssen ihre tatsächlichen und vermeintlichen Grenzen besser kennenlernen. Dazu bedarf es der Gespräche über die eigenen Erfahrungen mit den Anfällen, die Konfrontation mit den Anfällen über Videoaufzeichnungen und der Schilderung von Angehörigen.

★ Menschen mit Epilepsie müssen mehr Möglichkeiten erhalten, herauszufinden, was sie können – anstatt ununterbrochen festzustellen, was sie nicht können.

★ Der Verselbständigung von erwachsenen Patienten, die noch bei den Eltern leben, muß mehr Aufmerksamkeit geschenkt, und es müssen neue Wege dahin gefunden werden.

★ Die Arbeit der Selbsthilfegruppen muß stärker als bislang von professioneller Seite unterstützt werden, ohne daß dabei Gestaltung und Zielsetzung der Gruppenarbeit beeinflußt werden.

Thorbecke erzählt, daß ihn jede Woche zwei bis drei Anrufe von Menschen erreichen, die sich über viele Umwege zu ihm durchgefragt haben, bei denen es um solche Dinge geht:

★ Eine Schwesternschülerin im zweiten Ausbildungsjahr hat einen Anfall auf der Arbeitsstelle bekommen und wird nun von verschiedenen Seiten bedrängt, die Ausbildung abzubrechen;

★ ein anfallskranker junger Mann mit Verhaltensproblemen mußte seine Ausbildung zum Koch abbrechen und bekommt jetzt einen Platz in einer Werkstatt für Behinderte angeboten, was für ihn nicht akzeptabel ist;

★ einem 20jährigen geistig Behinderten mit ausschließlich nächtlichen Anfällen, die keiner besonderen Sorge bedürfen, wird die Aufnahme in ein Heim mit Hinweis auf diese Anfälle verweigert, weshalb die Eltern um Rat nachsuchen;

★ eine Betriebsärztin hat Schwierigkeiten mit einem in der Fluggastkontrolle Beschäftigten, der wahrscheinlich komplex-fokale Anfälle hat, aber nicht einsehen mag, daß er vor gesicherter Diagnose und sicherer Anfallskontrolle für diesen Arbeitsplatz ungeeignet ist.

Was eine(r) kann und was nicht, das läßt sich besonders in Bethel gut feststellen. Neben der psychologischen Untersuchung können Patienten ihre Eignung praktisch testen. Eine ergotherapeutische Abteilung stellt präzise Aufgaben, und die Kranken können dann selbst beurteilen, wo ihre Stärken liegen und wo ihre Schwächen. Bethel unterhält mehrere handwerkliche Betriebe. Es gibt eine Architekturabteilung, in der man als Zeichner arbeiten kann, und eine Elektrowerkstatt.

Thorbecke nennt Beispiele: »Da kommt ein Patient zu uns,

von dem gesagt wird, er solle berentet werden. Den setzen wir auf einen solchen Arbeitsplatz und schauen, wie es geht. Wir sehen häufig, es geht gut. Die Anfallskontrolle wird besser. Wir können die Empfehlung geben, diesen Menschen nicht zu berenten, weil er durchaus berufsfähig ist.« Oder: »Es kommen junge Leute zu uns, deren Ausbildung mißglückt ist, weil ein falscher Berufsweg eingeschlagen wurde. Es herrscht ja einige Unwissenheit über diese Krankheit. Wir versuchen herauszufinden, wie ein neuer Weg beginnen könnte. Dazu helfen die Beobachtung auf der Station, psychologische Tests, die ergotherapeutische Werkstatt und die Bethelbetriebe, in denen Praktika absolviert werden können. Auch die Rehabilitationseinrichtungen werden genutzt. In einem Berufsbildungswerk können wir Berufsfindungsmaßnahmen oder Arbeitserprobungen schon während des Klinikaufenthaltes durchführen. So wird keine Zeit verloren, und gleich nach der Behandlung kann der nächste Schritt getan werden.«

Einschränkungen läßt Thorbecke nicht gelten. »Ein Epilepsiekranker kann grundsätzlich in jedem Beruf tätig sein. Verschiedene Untersuchungen haben das ergeben. Hat jemand allerdings eine Epilepsie, die weder durch Medikamente völlig zu kontrollieren und auch nicht operabel ist, muß er sich auf Einschränkungen einstellen. Häufiger als der Anfall engt im allgemeinen die Begabung ein, wie bei jedem anderen Menschen auch. Bei vielen Patienten ist schon vor der Behandlung allerlei schiefgelaufen. Das hätte oft soweit nicht kommen müssen, wenn sich der Betroffene oder die Angehörigen beizeiten informiert hätten. Deshalb meine Ermutigung: Nicht aufgeben! Nicht denken: ›Ich kann eben nichts lernen‹ und zu Hause bleiben, sondern Informationen einholen.«

Die Hälfte aller Menschen mit Epilepsien hat berufliche Probleme: Arbeitslosigkeit, Beschäftigung unterhalb der erworbenen Qualifikation und vorzeitige Berentung. Die Arbeitslosigkeit Epilepsiekranker übersteigt die allgemeine um das Dreifache. Das Alter männlicher Frührentner durch Epilepsien lag in der Bundesrepublik 1990 um fünf Jahre unter dem Durchschnitt. Auffällig hoch ist deren Anteil bei denen, die schon vor dem 40. Lebensjahr aus dem Berufsleben scheiden.

Die Schwierigkeiten in der Arbeitswelt sind auf viele Faktoren zurückzuführen:

★ auf hohe Anfallfrequenz;

★ auf die Kombination großer mit komplex-fokalen Anfällen;

★ auf Nebenwirkungen von Medikamenten;

★ auf nicht abgeschlossene Schul- oder Berufsausbildung;

★ auf unterdurchschnittliche intellektuelle Leistungsfähigkeit;

★ auf neurologische Defizite;

★ auf psychische Beeinträchtigungen.

Zu ihrer Milderung steht ein differenziertes Angebot rehabilitativer Hilfen zur Verfügung. Dies sollte, so Rupprecht Thorbecke, aber erst dann eingesetzt werden, wenn deutlich ist, daß die Anfälle nicht völlig kontrollierbar sind, was unter den gegebenen Behandlungsmöglichkeiten heute eher die Ausnahme ist: »Bei einem ersten epileptischen Anfall und nach einer neu aufgetretenen Epilepsie sollte erst nach sachgemäßer Behandlung, wenn eine langfristige Prognose gestellt werden kann, über rehabilitative Hilfen entschieden werden.«

Patienten, die nach langjähriger Anfallskrankheit durch epilepsiechirurgische Behandlung plötzlich anfallsfrei werden, bedürfen besonderer rehabilitativer Bemühungen. Fünf Paare, bei denen jeweils ein Partner operiert wurde, treffen einander in einem Seminar. Dabei kommt heraus, daß keines die Zeit nach dem Eingriff ohne Schwierigkeiten bewältigte. Rupprecht Thorbecke erzählt von einem Mann, der seine Frau nicht oft genug daran erinnern konnte, was für ein guter Mensch er doch sei, weil er sie trotz ihrer Behinderung geheiratet hat. Es ist anzunehmen, daß sie ihn nach erfolgreicher Operation eines Tages aus dem Haus werfen wird.

Die Schwierigkeiten sind sehr vielschichtig. Familie und

Freunde etwa erwarten, daß sich der nun Anfallsfreie selbst um Job und Unterhalt kümmert. Er muß sich auf dem Arbeitsmarkt zurechtfinden, mit den neuen Freiheiten umzugehen lernen. Möglicherweise verliert er sowohl seinen Behindertenstatus als auch die Rente. Andererseits: Da ist jemand über Jahre oder Jahrzehnte das Kind im Haus geblieben, umsorgt von der Familie. Nun wird aus dem kranken Kind ein beschwerdefreier Erwachsener, der selbständig leben, allein ausgehen oder verreisen, sich der Welt zuwenden will. Das sind für alle Betroffenen Umbrüche, die bewältigt werden wollen.

Thorbecke berichtet von einer jungen Frau, die in der früheren DDR Facharbeiterin für Schreibtechnik in einem Betrieb war. Sie hatte komplex-fokale Anfälle. Ihre Diagnose war günstig: Herd im Temporallappen. Ende 1992 wurde sie in Bethel operiert. Sie ist nun anfallsfrei und arbeitet als Hilfskraft im Sekretariat eines Notars. Ihr Traum vor der Operation war eine Ausbildung zur Krankengymnastin oder Beschäftigungstherapeutin, sie wäre dazu auch fähig. Aber nach der Operation hat sie nicht den Mut dazu und bleibt lieber in ihrem schlechtbezahlten Job.

»Man ist immer wieder überrascht, wie sehr Epilepsiekranke sich über- oder unterschätzen oder von anderen über- beziehungsweise unterschätzt werden, woraus sich böse Folgen für den Berufsweg ergeben können«, sagt Thorbecke. »Man denke an einen Zwanzigjährigen, der nach Beurteilung seines Chefs den Anforderungen einer Bauzeichnerlehre genügt, dem vom Arbeitsamt jedoch die Eingliederung in eine Werkstatt für Behinderte vorgeschlagen wurde und der von sich selber nun meint, den Lehrabschluß niemals zu schaffen.« Bevor er selbst einen Patienten in Rente schicken würde, werden alle Möglichkeiten ausgetestet. Wenig Chancen auf Umschulung räumt Thorbecke allenfalls einem Dachdecker in den Fünfzigern ein, der seit der Lehre in seinem Beruf gearbeitet hat und nun eine Spätepilepsie bekommt.

Im Gegenschnitt ein positives Beispiel. M. etwa. Er ist achtzehn, hat im Monat drei bis vier komplex-fokale Anfälle, die von einer Aura eingeleitet werden. Sie setzten im sechsten Lebensjahr ein. »Nach dem Hauptschulabschluß hat M. eine Schreinerlehre absolviert und ist vor wenigen Wochen durch die Prüfung gefallen. Er ist nicht nur daran gescheitert, daß er an manchen Maschinen nicht arbeiten durfte, sondern auch an seinen Gedächtnisstörungen. Er vergißt Namen, und auch das, was er in der Schule schon einmal konnte. Im neuropsychologischen Test zeigt er eine gestörte Lern- und Gedächtnisleistung in bezug auf verbales und nichtverbales Material. So veranlassen wir eine Berufsfindung mit dem Ziel einer späteren Ausbildung in einem Berufsbildungswerk, wonach eine Schulung zum Metallarbeiter angeregt wird. Während dieser Zeit, einem guten Jahr, stellt sich heraus, daß M. pharmakoresistent ist. So wird ein Intensiv-Monitoring durchgeführt, um die Möglichkeit einer operativen Behandlung zu erkunden. 15 Monate nach Behandlungsbeginn wird M. operiert, die Anfälle ist er los. Drei Monate nach dem epilepsiechirurgischen Eingriff beginnt er mit der Ausbildung zum Metallbearbeiter in einem Berufsbildungswerk.«

Die chirurgische Behandlung wird von Rupprecht Thorbecke grundsätzlich bejaht. Er erinnert sich aber auch eines Patienten, der trotz günstiger Diagnose nicht operiert wurde. An den Eingriff waren so hohe Erwartungen geknüpft, daß der Mann mit seinem Leben nicht mehr zurechtgekommen wäre. Für ihn war die Operation ein Wundermittel: Er würde hernach Freunde finden, Sport treiben, ausgehen, Karriere machen – alles erreichen, was ihm bisher versagt blieb. In einem solchen Fall kann eine Psychotherapie den Realitätssinn fördern, ein späterer Eingriff ist dann nicht ausgeschlossen.

Basis schaffen

Das Informationszentrum Epilepsie
in Bielefeld

Übereinstimmend beklagen die Gesprächspartnerinnen und Gesprächspartner in diesem Buch die mangelhafte Information, das Stochern im Nebel, die Ausflüchte der Ärzte, die eher zufällig erfahrene Diagnose oder die brutale Konfrontation damit. »Die Frau schafft Basis«, findet Thommis Vater Jochen, als er bei seiner Odyssee durch die Wartezimmer eine Ärztin trifft, die nach ausreichender Krankenversicherung fragt, von Lebenshilfe und Selbsthilfegruppen spricht.

»Basis schaffen« ist auch das Ziel des Informationszentrums Epilepsie (IZE) in der Bielefelder Innenstadt. »Internationalen Meinungsumfragen zufolge«, schreibt dessen Leiter Dr. Stefan Heiner, »ist der Bekanntheitsgrad der Krankheit sehr hoch. In Deutschland geben 83 Prozent der Befragten an, von Epilepsie gehört zu haben. Kenntnis von einer Sache zu haben bedeutet aber noch lange nicht, problemangemessene, handlungsleitende Erkenntnisse darüber zu besitzen. Das gilt besonders für Deutschland. Während nur noch fünf Prozent der befragten Italiener und drei Prozent der US-Amerikaner der Fehlinformation aufsitzen, Epilepsie sei eine Geisteskrankheit, sind immer noch 23 Prozent der Deutschen diesem Fehlurteil verhaftet. Dem Umgang der eigenen Kinder mit einem Epilepsiekranken standen nur 77 Prozent der Befragten vorbehaltlos gegenüber.«

Zeit für Aufklärung also. Das IZE besteht seit Juli 1991. Es dient allen, die, von Epilepsie betroffen, mit ihrer medizinischen Behandlung und mit der Bewältigung ihrer sozialen Folgen befaßt sind. Es wird getragen und finanziert vom gemeinnützigen Verein Informationszentrum Epilepsie (VIZE) in Bonn. Gründungsmitglieder sind die Deutsche Sektion der Internationalen Liga gegen Epilepsie, das Epilepsiekuratorium, das Epilepsiezentrum Kork, die Stiftung Michael, der Verein zur Förderung der Epilepsieforschung Bonn sowie die von Bodelschwinghschen Anstalten Bethel.

Eine starke Diskrepanz zwischen verbesserten Behandlungsmöglichkeiten, neuen Medikamenten und Erfolgen in der Chirurgie einerseits und dem Wissensstand in der Bevölkerung andererseits macht Stefan Heiner aus. »Den Kranken und ihren Angehörigen kommen diese Neuerungen nur ungenügend zugute. Verbesserte Therapiemöglichkeiten werden aufgrund mangelnder Information nicht wahrgenommen. Der Umgang mit epilepsiekranken Menschen bleibt in der Öffentlichkeit, in Kindergärten, Schulen und in der Arbeitswelt an überholte Bilder und Einschätzungen gebunden. Unwissen und Vorurteile führen zur Isolierung vieler Epilepsiekranker und behindern die Arbeit derjenigen, die sich für sie einsetzen.« Stefan Heiner weiß, wovon er spricht. Er ist Vater der schwer epilepsiekranken Michela und konnte so jahrelang praktische Erfahrung sammeln.

Die Epilepsie gibt es nicht. Es gibt immer andere, vielfältige Anfalls- und Krankheitsverläufe, abhängig vom Typ der Epilepsie, den Ursachen und dem Zeitpunkt ihres Auftretens, ihrer medizinischen Behandlung und sozialen Bewältigung. Hauptziel von Heiners Informationsarbeit ist konsequenterweise, einen dem Einzelfall angemessenen Umgang mit der Krankheit zu erreichen.

Schwerpunkte des Zentrums sind, oder es sind geplant: eine Datenbank zum Epilepsiewissen, ein Infotelefondienst Epilepsie und eine Videothek zu den Themenkomplexen medizinische und soziale Probleme sowie Alltagsbewältigung bei chronischer Krankheit und Behinderung.

Das könnte die *Datenbank* leisten: allgemeinverständliche, praxisbezogene Information zu den wesentlichen Aspekten von Epilepsien und Epilepsiearbeit, Adressenkartei der Organisationen, Einrichtungen und Experten; eine kommentierende Kartei audiovisueller Materialien, Hintergrundinformationen und eine Statistik der Anfragen, die Rückschlüsse auf Tendenzen des Informationsbedarfs zuläßt. Neben ihrer Aufgabe als Instrument zur fachgerechten Beantwortung von Einzelfragen böte die Datenbank auch die Zusammenstellung integrierter Informationspakete für Öffentlichkeitsarbeit und Fortbildung. Die »Faktenblätter zur Epilepsie« wären die Basis für den geplanten *Infotelefondienst.*

Regionale und nationale Telefondienste für andere Krankheiten gibt es in Deutschland bereits. Für Epilepsien bestehen sie in den Nachbarländern Großbritannien und Niederlande sowie in den Vereinigten Staaten. Stefan Heiner hält es für dringend geboten, diesen Service auch in der Bundesrepublik anzubieten, vor allem im Hinblick auf die katastrophale Informationslage in den neuen Bundesländern. Seine Begründung:»Der Einsatz der Telefoninformationen für epilepsiekranke Menschen ist deren sozialer Situation besonders angemessen. Noch immer gehört Epilepsie ja zu den Krankheiten, die verheimlicht werden. Die Anonymität des Telefons setzt die Hemmschwelle für Epilepsiekranke und ihre Angehörigen entscheidend herab und macht bestehende Beratungs- und Behandlungsangebote leichter zugänglich.«

Der Infotelefondienst beschränkt sich nicht auf die Klientel der Betroffenen und deren Angehörige, er ist auch Auskunftei für Ärzte, Sozialarbeiter, Psychologen und Rehabilitationsfachleute. Geplant ist eine zweistündige Telefonbereitschaft pro Wochentag.

Im Vergleich zu anderen Ländern ist dieses Angebot bescheiden. In den USA etwa ist das Infozentrum eine Behörde mit 80 Angestellten. Das Haus erstellt jährlich einen Fernsehspot und vier Filme, verfügt über die größte Datenbank der Welt zur Epilepsie und hat seinen Telefondienst mit acht Mitarbeiter(inne)n ausgestattet.

Der Anruf dort ist gebührenfrei. Vorbildlich gehen auch Großbritannien und die Niederlande mit Informationen über Epilepsien um: Sie führen ihre Zentren mit acht und mehr Mitarbeitern.

Das IZE, seit 1985 in der Planung, hat den promovierten

Literaturwissenschaftler Stefan Heiner zwei Jahre aus ABM-Mitteln bezahlt. Inzwischen ist er Berater mit Leitungsfunktion und hat sich verpflichtet, eine Woche pro Monat im Zentrum Dienst zu tun. Daß es das IZE überhaupt noch gibt, liegt an der Bürogemeinschaft mit der Deutschen Liga für Epilepsie und deren engagierter Geschäftsführerin Ingrid Kersten-Havekost. Die Liga ist jetzt Hauptfinanzier und treibende Kraft.

»Irgendeiner mußte mal anfangen«, sagt Heiner zu dem Projekt. »Einer wirft den Ball. Andere sollten ihn auffangen. Das Bundesgesundheitsministerium vielleicht oder die Pharmaindustrie, der Landesvater oder die Bundeszentrale für gesundheitliche Aufklärung. Oder alle im Konzert.« Heiner glaubte, das sei machbar, aber die Hoffnung hat sich nicht erfüllt. Gesundheitsministerium und Bundeszentrale winkten ab. Bei der Pharmaindustrie ist das Interesse nach Heiners Erfahrungen zwiespältig: Sie beteiligt sich, wenn die Zielgruppe der Publikationen die Ärzte sind. In bezug auf nichtärztliche Mitarbeiter sowie Betroffene, deren Eltern, Lehrer und Betreuer ist die Nachfrage eher gering. »Nein, Deutschland hat nicht auf das IZE gewartet«, resümiert Heiner. »Die Selbsthilfegruppen nutzen es in zerstreuter Form, so wie sie auch andere Informationsquellen nutzen.« Heiner ist enttäuscht, daß niemand den Ball aufgenommen hat. Das Konzept, das dem IZE zugrunde liegt, ist nur mit mindestens vier Leuten umzusetzen.

Dabei gibt es sehr positive Erfahrungen mit einem »heißen Draht«. Als das ZDF im November 1992 im *Gesundheitsmagazin Praxis* einen Beitrag über Epilepsien ausstrahlte, richtete das IZE am Abend der Sendung und an den fünf folgenden Werktagen eine Telefonbereitschaft ein. Die beiden Nummern des IZE wurden während der Sendung eingeblendet. Bis ein Uhr nachts riefen 139 Interessierte an. In einer Woche wurden 457 Gespräche registriert, und noch Wochen später gab es Klagen darüber, daß man all die Tage über nicht durchgekommen sei. Neunzehn Experten standen den Anrufern im Lauf der Woche zur Verfügung.

Nach dem persönlichen Gespräch bekamen die Anrufer Post. Sie erhielten, wo immer möglich, speziell auf ihre Fragen zugeschnittenes Material. Rund 85 Prozent der Anrufer waren Betroffene oder Angehörige. Es wurde vor allem nach Behandlungsmethoden allgemein und nach chirurgischen Möglichkeiten gefragt.

Diese Daten belegen, daß ein Infotelefon als Dauereinrichtung dringend nötig wäre. Aber zwei Jahre nach Gründung des IZE ist mit der Verwirklichung von Datenbank und Infotelefon kaum zu rechnen. Auch ein Ausbau des Zentrums ist eher unwahrscheinlich. So verbleibt als Angebot eine *Videothek* und eine Sammlung audiovisueller Materialien. Dabei handelt es sich um Videofilme, Tonbildschauen und Spielfilme, die sich mit Epilepsien und ihren sozialen Folgen befassen. Das Zentrum erstellt einen kommentierenden Katalog dafür. Ein Ausleihdienst besteht für eine begrenzte Zahl von Filmen.

Das IZE beobachtet die Medien, dokumentiert und analysiert Druckerzeugnisse, schneidet Fernsehfilme mit und kann so Artikeldienste wie Bänder als Informationsmaterial nutzen. Nebenbei läßt sich aus den Veröffentlichungen der derzeitige Kenntnisstand und der Wandel des Epilepsiebildes in der Gesellschaft ablesen. Es gibt im deutschsprachigen Raum kaum Publikationen, die Epilepsien für Kinder im Vor- und Grundschulalter verstehbar machen. Also regt das IZE solche Kinderbücher an.

Das Adressenverzeichnis der Selbsthilfegruppen, die Karte der Epilepsieambulanzen und die Adressen der Fachärzte mit Zertifikat Epileptologie werden vom IZE versandt.

Informationszentrum Epilepsie (IZE), Herforder Straße 5–7, 33602 Bielefeld, Telefon 05 21/12 41 17

HEINZ-DIETRICH STEINMEYER

Ein Symbol der Gesundheit

Epilepsie und Führerschein

In unserer Gesellschaft spielt das Kraftfahrzeug eine sehr wichtige Rolle; die überwiegende Zahl der Erwachsenen besitzt ein Auto, und fast alle haben einen Führerschein. Es wird schon fast als Selbstverständlichkeit angesehen, einen Führerschein zu haben und ein Auto zu besitzen. Der Führerschein ist insofern ein Symbol der gesellschaftlichen Potenz.

Für Anfallskranke hat der Führerschein als Symbol der Gesundheit und der gesellschaftlichen Anerkennung eine besonders schwerwiegende Bedeutung. Die Erlangung eines Führerscheins nach erfolgreicher Behandlung wird daher oft als Bestätigung dafür angesehen, nun endgültig gesund und gleichberechtigt zu sein.

Jeder wird verstehen, daß Personen, die an Anfällen leiden, die jederzeit auftreten können, zum Führen eines Kraftfahrzeuges nicht geeignet sind. Der Straßenverkehr verlangt volle Konzentration und volle Reaktionsfähigkeit während eines jeden Augenblicks. Ein nicht voll tauglicher Kraftfahrer gefährdet deshalb sich und andere.

Das Straßenverkehrsgesetz besagt daher in den Paragraphen 2, Absatz 1, und 4, Absatz 1, daß eine Fahrerlaubnis nicht erteilt werden darf, wenn Tatsachen vorliegen, die die Annahme rechtfertigen, daß der um den Führerschein Nachsuchende zum Führen von Kraftfahrzeugen ungeeignet ist. Aus dem gleichen Grund ist auch eine bereits erteilte Fahrerlaubnis wieder zu entziehen (Paragraph 4, Absatz 1 des Straßenverkehrsgesetzes). Die Ungeeignetheit kann sich aus körperlichen, geistigen oder charakterlichen Mängeln ergeben.

Eine ausdrückliche, die Fahrtauglichkeit von Anfallskranken betreffende Vorschrift existiert allerdings nicht. Da der Gesetzgeber angesichts der Fülle der verschiedenen Krankheitsbilder auf eine detaillierte Regelung verzichtet hat, bleibt es den zuständigen Straßenverkehrsbehörden, die zur Begutachtung Fachärzte sowie die medizinisch-psychologischen Untersuchungsstellen des Technischen Überwachungs-Vereins heranziehen, den Gerichten und insbesondere der medizinischen Wissenschaft überlassen, Kriterien zu finden, nach denen die Beurteilung der Kraftfahrttauglichkeit – etwa von Anfallskranken – erfolgen kann.

Um insbesondere den Verwaltungsbehörden und den begutachtenden Technischen Überwachungs-Vereinen Anhaltspunkte für die Beurteilung zu geben, hat das Bundesministerium für Verkehr den zuständigen Behörden empfohlen, nach dem von Professor Lewrenz und Professor Friedel bearbeiteten Gutachten »Krankheit und Kraftverkehr« zu verfahren. Dieses Gutachten, das im Einklang steht mit den Richtlinien der Deutschen Sektion der Internationalen Liga gegen Epilepsie, stellt Leitsätze für die Beurteilung auf und wird in gewissen Abständen in Zusammenarbeit mit der medizinischen Wissenschaft dem aktuellen Stand der Erkenntnisse angepaßt.

Nach diesem Gutachten ist zum Führen von Kraftfahrzeugen aller Art ungeeignet, wer unter epileptischen Anfällen oder anderen anfallartig auftretenden Bewußtseinsstörungen leidet. Ausgangspunkt jeder Entscheidung über die Fähigkeit zum Führen von Kraftfahrzeugen ist, daß das Wiederauftreten von Anfällen nie völlig ausgeschlossen werden kann, ebensowenig wie das erstmalige Auftreten von Krämpfen. Die Entscheidung kann letztlich nur eine Wahrscheinlichkeitsentscheidung sein. Beachtenswert ist auch, daß Unfälle, die durch Anfälle hervorgerufen werden, nur von untergeordneter Bedeutung sind. Insbesondere beruht ein nicht unbedeutender Anteil von Unfällen auf Erstanfällen. Deshalb sollten bei epilepsieerkrankten Menschen keine zu hohen Anforderungen gestellt werden. Andererseits ist aber auch einer zu leichtfertigen Erteilung von Fahrerlaubnissen an Anfallskranke zu widersprechen. Die aus dieser Krankheit resultierende Gefahr für den Straßenverkehr kann nicht allein mit dem Argument hingenommen werden, daß es andere mindestens ebenso bedeutsame Gefahrenquellen gibt, hinsichtlich deren ebenfalls Vorsorge getroffen werden müßte, sofern dies technisch möglich ist. Entscheidend ist eine Risikoabwägung im Einzelfall, wofür eine exakte Diagnose sowie eine Prognose für den Krankheitsverlauf des einzelnen Patienten unerläßlich ist. Nach einem einmaligen Anfall kann die Eignung zum Führen eines Kraftfahrzeugs nur dann angenommen werden, wenn er sich nach eingehender Untersuchung mit überwiegender Wahrscheinlichkeit als ein einmaliges Ereignis darstellt.

Eine Fahrerlaubnis kann nach vorausgegangener medizinischer Behandlung erst dann erteilt werden, wenn der Betreffende über cinen längeren Zeitraum ohne Anfälle (epileptische Reaktionen) gewesen ist. Nach der derzeitigen Fassung des Gutachtens beträgt diese Frist zwei Jahre. Dabei soll grundsätzlich auch eine nur medikamentös bewirkte Anfallsfreiheit ausreichen. Allerdings darf das Arzneimittel keine unerwünschten zentralnervösen Nebenwirkungen haben. Es dürfen auch keine die Eignung ausschließenden hirnorganischen Veränderungen vorliegen.

In den Fällen, in denen die Anfallsfreiheit medikamentös bewirkt ist, hängt die Tauglichkeit zum Führen von Kraftfahrzeugen allerdings entscheidend davon ab, daß der Anfallskranke das Medikament zuverlässig einnimmt. Die zuständigen Behörden und Gerichte sind daher bestrebt, auf irgendeine Weise die zuverlässige Medikamenteneinnahme sicherzustellen. Sie versuchen, sich deshalb ein Bild von der Gesamtpersönlichkeit des Führerscheinbewerbers zu machen. Dieses Verfahren ist allerdings mit Unsicherheiten behaftet. Sicherer ist das Verfahren der Blutspiegelbestimmung von Antiepileptika; hierdurch kann sicher festgestellt werden, ob ein Anfallskranker seine Medikamente verläßlich einnimmt. Für immer ausgeschlossen bleibt die Möglichkeit zum Führen von Kraftfahrzeugen der Klasse zwei (Lastkraft-wagen) sowie von solchen, die der Fahrgastbeförderung die-nen, wie etwa Taxis, Krankenwagen und Busse. Die Fahrer solcher Fahrzeuge stehen unter erheblich stärkerer Bela-stung, was Anfälle provozieren kann. Außerdem ist die Ver-antwortlichkeit bei diesen Tätigkeiten besonders groß. Zu be-dauern ist, daß die geschilderten Regeln sich insbesondere bei Verwaltungsbehörden und Technischen Überwachungs-Vereinen noch nicht überall durchgesetzt haben. So kommt es vor, daß die Kraftfahrttauglichkeit im Widerspruch zum Gutachten von Lewrenz erst dann bejaht wird, wenn der An-fallskranke etwa drei Jahre ohne Medikamente anfallsfrei ge-blieben ist. Zur Begründung ihrer Praxis haben sich diese Stellen lange auf ein angebliches Urteil des Bundesverwal-tungsgerichts, des für diese Fragen zuständigen obersten Bundesgerichts, berufen. Durch eingehende Recherchen konnte der Verfasser ermitteln, daß ein Urteil dieses Ge-richts, das die Verwaltungspraxis stützen könnte, nicht exi-stiert.

Eindringlich ist jeder Anfallskranke davor zu warnen, ein Kraftfahrzeug zu führen, wenn er nach den geschilderten Richtlinien fahruntauglich ist. Er muß dann möglicherweise mit strafrechtlichen Konsequenzen rechnen.

Einen schwierigen und bedeutsamen Aspekt bildet in die-sem Zusammenhang die Schweigepflicht des Arztes. Für den Kranken und den Arzt wird sich immer wieder die Frage stel-len, inwieweit der Arzt berechtigt und verpflichtet ist, die An-fallskrankheit und die Weigerung des Patienten, das Autofah-ren trotz möglicher Anfälle einzustellen, der zuständigen Behörde zu melden. Grundsätzlich unterliegt der behan-delnde Arzt der Schweigepflicht, so daß er gegen den Willen des Patienten der zuständigen Behörde keine Mitteilung über die Krankheit machen darf. Der behandelnde Arzt ist jedoch berechtigt, unter Durchbrechung dieser Schweige-pflicht der Straßenverkehrsbehörde Mitteilung zu machen, wenn sich ein Kranker trotz eingehender Vorhaltungen wei-gert, auf das Autofahren zu verzichten. Der Arzt ist dann deshalb zur Mitteilung berechtigt, weil Leib und Leben der anderen Verkehrsteilnehmer wichtiger sind als das Interesse des Patienten an der Beachtung der ärztlichen Schweigepflicht. Praktisch wird das vermutlich nicht allzu häufig vorkommen, da der behandelnde Arzt auch im Interesse einer wirksamen Behandlung alle Mittel ausschöpfen wird, um den Patienten – nicht zuletzt mit Hilfe seiner Angehörigen – zu bewegen, das Fahren auf- und den Führerschein abzugeben.

Tritt bei einem Anfallskranken, der als fahrtauglich angesehen worden ist, erneut ein Anfall auf, so ist regelmäßig zu verlangen, daß der Führerscheininhaber das Fahren für eine gewisse Zeit einstellt und erst nach genauer ärztlicher Untersuchung wiederaufnimmt. Ein Wiederauftreten der Anfälle führt Fahruntauglichkeit herbei und setzt somit die Frist für das anfallsfreie Intervall erneut in Gang.

Im Frühjahr 1991 hat die Kommission »Fahrtauglichkeit« der Deutschen Sektion der Internationalen Liga gegen Epilepsie Vorschläge für die Überarbeitung des Gutachtens »Krankheit und Kraftverkehr« eingebracht. Es geht dabei besonders um folgende Punkte:

1. Einfach-fokale Anfälle, die keine Bewußtseinsstörung und keine motorische, sensorische oder kognitive Behinderung für das Führen des Fahrzeugs zur Folge haben, schließen die Kraftfahreignung im allgemeinen nicht aus.

2. Nach einem einmaligen Anfall kann die Eignung zum Führen von Kraftfahrzeugen nur dann angenommen werden, wenn kein erkennbares Risiko weiterer Anfälle besteht.

3. Bei postoperativen und posttraumatischen Anfällen muß das anfallsfreie Intervall von mindestens zwei Jahren nicht unbedingt abgewartet werden, da diese Anfälle schon nach kürzerer Zeit wieder verschwinden. Das gleiche gilt für operativ behandelte Epilepsiekranke, die nach der Operation mindestens ein Jahr anfallsfrei geblieben sind. Im Falle eines Anfallsrezidivs genügt in der Regel eine Fahrunterbrechung von sechs Monaten, wenn vorher die vorgeschriebene anfallsfreie Frist eingehalten wurde. Der Nachweis einer zerebralen Läsion als wahrscheinlicher Ursache persistierender

epileptischer EEG-Entladungen mahnt jedoch zu besonderer Vorsicht beziehungsweise führt zur negativen Beurteilung. Besondere Vorsicht ist beim Absetzen der Antiepileptika geboten, sehr häufig kommt es nämlich zum Rezidiv.

4. Es wird betont, daß eine entsprechende Zuverlässigkeit und Selbstverantwortung für die Annahme der Fahrtauglichkeit eine wichtige persönliche Voraussetzung ist.

Beitrag aus »Rechtsfragen bei Epilepsie« von Professor Dr. Heinz-Dietrich Steinmeyer, Hagen, 3. Auflage 1992. Die Broschüre behandelt außerdem Rechtsfragen im Zusammenhang mit Kindergarten und Schule, Ausbildung und Beruf, klärt Anfragen wegen gesetzlicher und privater Versicherungen sowie Haftung bei Unfällen, die durch einen Anfall ausgelöst werden.

Die Broschüre ist kostenlos über die »Stiftung Michael«, Münzkamp 5, 22339 Hamburg, Telefon 0 40/5 38 85 40, Telefax 0 40/5 38 15 59, zu beziehen.

Stiftung Michael

Ein Preis als Anreiz zur Epilepsieforschung

Am 3. Oktober 1942 wird Michael Harzendorf geboren, zweites Kind von Dr. Fritz Harzendorf und seiner Frau. Der Vater ist Journalist und Zeitungsverleger. Im Dritten Reich zeigt er Zivilcourage wie nicht eben viele: Noch 1933 spricht er vom »Deserteur Hitler« und von »Hottentottenwahlen«. Die Quittung: Er wird als Chefredakteur abgesetzt. Er verkauft Seife, vertritt Versicherungen, lebt im Untergrund. 1945, bald nach Kriegsende, bekommt Harzendorf von den Amerikanern den Auftrag, wieder ein Journal herauszugeben. Und so gründet er die »Neue Göppinger Zeitung«. Der Verlag hat Erfolg und wirft gute Erträge ab. So will Harzendorf eine Stiftung ins Leben rufen, eine Akademie zur Förderung eines von Partei- und Kapitalinteressen unabhängigen Journalismus. Der Plan scheitert am Widerstand seines Teilhabers.

Schon bald nach der Geburt des kleinen Michael gibt es Anzeichen einer epileptischen Erkrankung. Der Vater, voller Hoffnung, Michael könne später sein Lebenswerk fortführen, bemüht die besten Ärzte. Er muß feststellen, wie wenig bei der Bekämpfung der Anfallsleiden geschieht, wie viel noch zu tun bleibt.

Harzendorf verkauft seinen Anteil an der Zeitung, um eine Stiftung zur Erforschung der Epilepsien zu gründen. Er bespricht die Pläne mit Professor Dieter Janz, der seinen Sohn behandelt. Kurz vor Michaels 20. Geburtstag, am 5. September 1962, wird die nach ihm benannte Stiftung im Gesetzblatt Baden-Württemberg bekanntgemacht.

Nach der Satzung konzentriert sie ihre Arbeit auf drei Schwerpunkte:

★ die Weiterbildung von Ärzten, Pädagogen und Sozial-
fürsorgern in der pädagogischen, psychotherapeutischen und
beruflichen Ausbildung auf dem Gebiet der Anfallskrankheiten;

★ die finanzielle und organisatorische Hilfe zur Errichtung von Epilepsie-Ambulanzen;

★ die Schaffung einer Heimstätte zur Versorgung und
Behandlung von Anfallskrankheiten.

Zwei Jahre nach Gründung der Stiftung stirbt Fritz Harzendorf. Deren Bilanz nach mehr als dreißig Jahren kann sich
sehen lassen. Seit 20 Jahren veröffentlicht die Stiftung immer
wieder aktualisierte Verzeichnisse der Epilepsie-Ambulanzen und der Selbsthilfegruppen in der Bundesrepublik. Sie
versorgt diese Ambulanzen mit Informationsmaterial. Sie
fördert Ärzte aus aller Welt, die an einer Epilepsie-Ambulanz
tätig werden wollen, mit Stipendien. Sie hat einen For-
schungsauftrag über die Wirtschaftlichkeit dieser Ambulanzen vergeben, mal eine Halbtagsstelle in einer Ambulanz bezahlt, mal die Kosten für eine Psychologenstelle anteilig
übernommen, mehrere Ambulanzen in den neuen Bundesländern mit Simultan-Doppelbildaufzeichnern ausgestattet.

1963 wurde der Michael-Preis erstmals ausgeschrieben,
um die deutsche Epilepsieforschung anzukurbeln. Seit 1975
erfolgt die Ausschreibung international, wird der Preis im
Zweijahresrhythmus vergeben. Ausgezeichnet wird die beste
wissenschaftliche Arbeit auf dem Gebiet der epileptologi-
schen Forschung im Ausschreibungszeitraum. Mit 20 000
Mark ist der Michael-Preis eine der bestdotierten internationalen Auszeichnungen auf dem Gebiet der Epileptologie. Um
jüngeren Wissenschaftler(inne)n einen Anreiz zu geben, dürfen die Forscher(innen) nicht älter als 40 Jahre sein. Die
Preisträger kamen in den vergangenen Jahren unter anderem
aus Österreich, England, Kanada, den USA, Griechenland, Is-
rael, Polen und Brasilien, 1993 aus Deutschland.

Viel investiert die Stiftung in die Öffentlichkeitsarbeit und
in die Selbsthilfegruppen. Ihr Vorstand ist seit 1993 Helmut
Reith, ein promovierter Apotheker mit jahrzehntelanger Er-

fahrung in der Pharma-Industrie. Mit rund 100 000 Mark unterstützten die Marktführer unter den Pharmaherstellern von Antiepileptika in den beiden vergangenen Jahren die Stiftung, ihr Beitrag wird vorwiegend zum Druck neuer Informationen, etwa aus dem rechtlichen und sozialen Bereich, verwandt. Der neue Mann an der Spitze der Stiftung möchte seine Arbeit vor allem dem sozialen Aspekt bei Epilepsien widmen. Er will die Selbsthilfegruppen stärken und mit Material versorgen. Eine Vergleichsstudie über soziale Veränderungen bei Anfallskranken in den alten und neuen Bundesländern ist in Auftrag gegeben. Reith hat ein Paareseminar mit Eheleuten finanziert, wobei je ein Partner anfallskrank war und operiert wurde.

Das alles kostet Geld. Deshalb schreibt Helmut Reith dreimal im Jahr Bettelbriefe. In seiner Kartei stecken 8000 Adressen. Wer je bei der Stiftung angefragt hat, alle Mitglieder der Liga gegen Epilepsic, alle Selbsthilfegruppen, alle Beratungsstellen, die Caritas, die Behörden, die Allgemeinen Ortskrankenkassen, bekommen Post aus dem Münzkamp 5 in Hamburg. Manchmal wird die Stiftung in Testamenten bedacht, zweimal hat sie auch ein Haus geerbt.

Am wichtigsten ist Helmut Reith die direkte Hilfe für Eltern, Betroffene und deren Freunde. Nicht minder sorgt er sich um das Ansehen von Anfallskranken in der Gesellschaft. Deshalb ist dem Vorstand die Öffentlichkeitsarbeit so wichtig.

Jährlich 50 000 Verkehrsunfälle mit schweren Schädel-Hirn-Traumen bergen das Risiko einer Epilepsie. Ob die auf Hirnverletzungen eingerichteten Kliniken über den Charakter der Anfälle genügend wissen? Helmut Reith wird sie in seinen Verteiler aufnehmen.

– Adresse: Stiftung Michael, Dr. Helmut Reith, Münzkamp 5, 22339 Hamburg, Telefon 0 40/5 38 85 40; Telefax 0 40/5 38 15 59

– Der Michael-Preis 1993/94 ist als Zweijahrespreis für jüngere Wissenschaftler (bis 40 Jahre) ausgeschrieben und mit

20 000 Mark dotiert. Berücksichtigt werden Publikationen oder Manuskripte aus den Jahren 1993/94 in deutscher und englischer Sprache. Es können bis zu vier Arbeiten eingereicht werden. Sie sind – zusammen mit einem Lebenslauf – in dreifacher Ausfertigung bis 31. Dezember 1994 bei der Stiftung Michael einzureichen. Seit 1976 werden die Mittel für den Preis von der Firma Ciba-Geigy gespendet.

Witzig, frech und auf der Höhe

»einfälle« – eine Zeitschrift von Anfallskranken für Anfallskranke

Wer Anfälle hat, sollte »einfälle« kennen. Diese Zeitschrift von Anfallskranken für Anfallskranke vertritt die Selbsthilfegruppen und versteht sich als Forum für krankheitsbezogene Anliegen, als Kontaktbörse, Umschlagplatz für Informationen und Adressenaustausch.

Das Layout ist manchmal verwegen, die Sprache der »taz« nicht unähnlich. Offensichtlich gibt es eine enge Bindung zwischen Redaktion und Leserschaft, nicht nur, weil da geduzt wird, was das Zeug hält. Im Editorial der ersten Ausgabe 1993 erfährt man etwas über das Selbstverständnis: »Wir verstehen die ›einfälle‹ als eine unabhängige Fachzeitschrift für Epilepsie-Selbsthilfe – und das meinen wir auch so! Unser Wunsch ist es, aus den bundesweiten und auch übergreifenden Zuschriften und Anrufen, oft mit aktuellen Fachberichten, die wichtigsten Informationen herauszusuchen und euch allen eine möglichst vielseitige, interessante Zeitung zu bieten.«

Die »weiterhin freischwebende Redaktion« verabschiedet sich in der gleichen Ausgabe als »gebeutelte Redaktion« von den Lesern und läßt sie an Sorgen und Nöten teilhaben: »Einige von uns fallen für längere Zeit aus, zum Teil wegen Krankheit, zum Teil (o Graus!) wegen der normalen, festen Arbeit. Dazu der Umbau und die Renovierung unseres Selbsthilfezentrums, die immer noch nicht abgeschlossen sind. Der noch arbeitsfähige klägliche Rest unserer ehrenamtlichen Gruppe ist reif für die Insel – mindestens sechs Wochen lang!... Dann die Umstellung der Postleitzahlen. Chaos. Keine Zeit zum Erholen, keine Zeit zum Schreiben.

Statt dessen Streß, nur noch Streß. Das wollen und können wir nicht mehr aushalten.« Der Ausweg aus der Misere heißt ab zweiter Hälfte 1993 Doppelnummer – mit zweifachem Umfang und vielen guten Stücken.

Es ist eine reife Leistung, neben dem Job und trotz Krankheit solche Hefte fertigzustellen. Die Seiten leben von Briefen, Ratschlägen, Neuerscheinungen, Ergebnissen von Symposien. Willkürlich geblättert in der ersten Ausgabe 1993: Adressen neu gegründeter Selbsthilfegruppen in Ost und West. Benefizkonzert zugunsten chronisch kranker Kinder. Die Eltern von David, 5, beschreiben den Zustand ihres Kindes vor der Operation und die überwältigende Besserung danach, um anderen Mut zu diesem Eingriff zu machen. Eine besorgte Anfrage zur angeblichen Schädigung und Krampfauslösung durch Videospiele mit einer klaren, ausführlichen Antwort: »Völliger Blödsinn und unverantwortlich«, sagt Professor Dr. Hans-Christoph Diener, Essen. »Von dieser Fotosensibilität sind nur drei Prozent aller Epilepsiekranken betroffen«, so Professor Dr. Christian Elger vom Epilepsiezentrum der Universitätsklinik Bonn. Es folgt ein Reisebericht (Schluchsee), ein erschütternder Brief von Tobias' Eltern, die das Blatt abbestellen, weil ihr Sohn gestorben ist: »Wir hatten für Tobias eine kleine Versicherung abgeschlossen. Das Geld wurde uns ausgezahlt. Wir möchten es Ihrer Zeitung spenden in der Hoffnung, daß es Ihnen etwas hilft.«

Unter der Schlagzeile »Mordsdosis« erscheint im Brief einer Mutter die Auflistung der täglichen Pillendosis. Da reagiert »einfälle« kurz und bündig: »Wir sind entsetzt über diesen Cocktail! Wechselt so schnell wie möglich den Arzt.«

Herward aus Ebersbach sucht Reisebegleitung für einen ausgedehnten Trip auf die Südsee-Inseln, Jörg sucht eine Frau fürs Leben. Brigitte möchte Informationen über Einnahme von Antiepileptika nach einer Operation, Günter welche über Leistungssport. Der AOK-Geschäftsführer des Landesverbandes Bayern zerstreut Bedenken einer Leserin, die Krankenkassen könnten die Kosten für ein behindertes Kind ablehnen, wenn Mütter die empfohlenen Früherkennungsuntersuchungen nicht wahrnehmen. Stefan Heiner macht sich Gedanken über »Epis gegen Nazis«, Helga beschreibt gute Erfahrungen mit Vorgesetzten am Arbeitsplatz, die Redaktion meldet, daß Selbsthilfegruppen bei Krankenkassen Zuschüsse beantragen können und – »Pappe im Ausland« – Schwerbehindertenausweise nur innerhalb der Bundesrepublik gelten, Ausnahmen im Ausland erfragt werden müssen.

Alsdann: Vorschläge für einen Tag der Epilepsie im Oktober 1996, am Geburtstag von Alfred Nobel, der anfallskrank war und dessen Tod hundert Jahre zurückliegt. Eine Fabel, wie es Ente, Adler und Eichhörnchen in der Schule erging, die obligatorischen Richtigstellungen von Fehlern aus der vorigen Ausgabe, eine zweiseitige Ermutigung, Reiseträume in die Tat umzusetzen – trotz Anfällen: »Also, lassen wir uns nicht bremsen. Wir tanzen in Rio, fotografieren Eisbären am Pol, paddeln auf dem Amazonas und/oder der Weser, schaukeln in Münchner und Prager Biergärten, baden im Schluchsee oder klettern aufs Matterhorn, einzeln, zu zweit oder in Betroffenengruppen zu zwanzigst, wie wir uns gerade fühlen, wozu wir Lust und Zeit und Geld haben.«

Es folgen Erlebnisberichte aus dem Urlaub und Angebote für einen solchen, eine ausführliche »Würdigung« des Schandurteils von Flensburg, in dem ein Richter den Anblick von Behinderten in einem Hotel als »preismindernd« ansah. Bernd-Dieter war in Prag, Claudia hat eine Weltreise gemacht, Dieter und Karin sind aus Deutschland ins tolerantere Dänemark gezogen und bieten Seminare für Gruppen an, Hilde beschreibt gelungene Sportfreizeiten. Ein Kinderarzt beruhigt Eltern, die gern in den Süden ans Meer fahren würden, aber nicht wissen, ob ihr anfallskranker Junge Flug und Klima verträgt. Ferner enthält die Ausgabe das Tagungsprotokoll über ein Wochenendseminar »Öffentlichkeitsarbeit in Selbsthilfegruppen« mit Anleitungen für das Schreiben eines Presseartikels, Termine der nächsten großen Veranstaltungen, eine Fortschreibung der Erfahrungen mit Selbstkontrolle, der Hinweis auf ein Handbuch für Behinderte und Helfer, mit 600 Entscheidungen bundesdeutscher Gerichte und 220 Informationen von Gerda Ritter, schließlich die Rezension des Ratgebers von Peter Berlit:»Epilepsien«.

36 Seiten prallvoll mit Informationen. Dazu die witzigen, frechen, manchmal verträumten, öfter auch mal skurrilen Lithos von Klaus Göcke – und das alles für 20 Mark im Jahr, als Auslandsabo für 25 Mark, als Förderabo zwischen 30 und 100 Mark.»einfälle« erscheint viermal im Jahr, private Kleinanzeigen werden kostenlos abgedruckt. Die Zeitschrift hält Betroffene und Angehörige auf dem neuesten Stand der Forschung in Medizin und Pharmazie, ist absolut nicht»weißkittelgläubig« und gehört in jedes ärztliche Wartezimmer. Die rege Mitarbeit von Medizinern in allen Heften verrät die Wertschätzung, die»einfälle« auch bei ihnen genießt.

Redaktion »einfälle«, Zillestraße 102, 10585 Berlin, Telefon 030/3 41 42 52. Verantwortlich im Sinne des Pressegesetzes: Renate Schultner.

Herausgeber: Selbsthilfe von Anfallskranken e.V., Postgiro Berlin, SKTO: einfälle 445421–103, BLZ 100 100 10.

Wie man Schäden vermeidet

Erste Hilfe bei Anfällen

Ein epileptischer Anfall ist im allgemeinen nicht gefährlich. Man kann freilich seinen Verlauf, die möglichen krampfartigen Zuckungen, die automatischen Bewegungen, den eventuellen Biß auf die Zunge selbst nicht beeinflussen. Solche Bemühungen können eher schaden. Man kann jedoch während des Anfalls und in der Erholungsphase danach wichtige Hilfe leisten.

Sofortvorsorge während des Anfalls
★ Betroffene aus dem Gefahrenbereich (Straßenverkehr, Gefahrenstellen wie Wasserbecken, Treppen) entfernen oder davon abhalten;
★ gefährdende Gegenstände (Werkzeuge, Maschinen, Möbel) abnehmen und entfernen;
★ für eine geschützte Lagerung des Körpers (Kopfunterlage) sorgen.

Betreuung direkt nach dem Anfall
Direkt nach dem Anfall
★ sollen Betroffene bei eintretender Ruhephase in die Seitenlage gebracht werden, um Speichelabfluß zu ermöglichen;
★ soll die Kleidung insbesondere am Hals gelockert und damit die Atmung erleichtert werden;
★ sollen Betroffene freundlich angesprochen werden, um den Zeitpunkt zu kontrollieren, an dem das Bewußtsein zurückkehrt.

Die Phase des Bewußtwerdens und der Erholung
In der Phase des Bewußtwerdens und der Erholung

★ soll den Betroffenen Hilfsbereitschaft zugesagt werden. Nutzlos Dabeistehende sollten höflich, aber bestimmt zum Weitergehen aufgefordert werden;

★ Betroffene sollten nach ihren Wünschen gefragt, ihre vernünftigen Anweisungen sollten befolgt werden;

★ es sollte ihnen Begleitung angeboten, eine etwa erforderliche Möglichkeit zum Ausruhen sollte erkundet werden.

Die Dauer des Anfalls
Dauert ein Anfall länger als zehn Minuten, ist ein Arzt zu verständigen und – falls vorhanden – ein Medikament zu geben, das den Anfall unterbricht.

Notfallmedikation
Eine Notfallmedikation kommt nur in Frage, wenn bekannt ist, daß die Betroffenen zu Anfallsserien neigen oder wenn der Anfall länger als zehn Minuten dauert. Gegeben wird in der Regel der Wirkstoff Diazepam, der rectal verabreicht wird. Das Medikament ist in Tuben zu fünf und zehn Milligramm erhältlich und als Miniklistier zur Einführung in den Anus eingerichtet.

Bei Kleinkindern bis zehn Kilogramm Körpergewicht werden anfangs fünf Milligramm, bei Schulkindern zehn Milligramm, bei normalgewichtigen Erwachsenen zwanzig Milligramm verabreicht. Die anfallshemmende Wirkung tritt nach drei bis fünf Minuten ein. Bleibt sie aus, sind nach Ablauf der fünf Minuten nochmals fünf beziehungsweise zehn beziehungsweise zwanzig Milligramm Diazepam einzuführen. Nach weiteren fünf Minuten ohne Wirkung muß die Möglichkeit eines Status epilepticus in Betracht gezogen werden. Dieser ist lebensgefährlich und muß unverzüglich durch einen fachkundigen Arzt behandelt werden.

Reaktionen
Wie kann man sich auf eine anfallsgerechte Reaktion bei Epilepsiekranken vorbereiten?

★ Angehörige sollten Grundkenntnisse über die häufigsten Anfallsarten und die angemessenen Hilfs- und Betreuungsmaßnahmen erwerben;

★ sie sollten mit der spezifischen Anfallssituation (Häufigkeit, auslösende Faktoren, Art, Dauer, Erholzeit, Medikamente) der zu betreuenden Personen vertraut sein;

★ sie sollten eine Notfallmedikation und die Telefonnummer des nächsten fachkundigen Arztes bereithalten;

★ sie sollten Anfallssituationen »durchspielen« und Reaktionen darauf einüben.

Die Fähigkeit, Ruhe zu bewahren und den Verlauf des Anfalls deutlich zu beobachten, läßt sich nur aus der Praxis heraus erwerben. Eine präzise Beobachtung des Anfallsverlaufs von Anfang an (Art und Lokalisation der Bewegungen, Bewußtseinszustand, Ansprechbarkeit, Anfallsdauer) kann für spätere Behandlungsschritte sehr wichtig sein.

Zur angemessenen Reaktion auf Anfälle gehört auch, das Risiko ihres Auftretens richtig einzuschätzen. Ständiger Alarmzustand und Überbehütung schaden nur. Bei den meisten Patienten treten die Anfälle selten auf. Und selten werden sie dadurch für sie oder die Umwelt zum Risiko. Auch wo Anfallsfreiheit (noch) nicht erreicht ist, sollte ein unbefangener Umgang mit dem Restrisiko Anfall angestrebt werden.

Nach: Infoblatt 12 des Informationszentrums Epilepsie in Bielefeld

Adressen

Das Verzeichnis aller Epilepsie-Ambulanzen für Kinder, Jugendliche und Erwachsene, die Liste der Selbsthilfegruppen, Namen und Adressen der Epileptologen mit Zertifikat sowie ausgewählte Literaturratschläge sind zu beziehen über

Informationszentrum
Epilepsie (IZE)
Herforder Straße 5–7
33602 Bielefeld
Telefon 05 21/12 41 17

Stiftung Michael
Münzkamp 5
22339 Hamburg
Telefon 0 40/5 38 85 40
Telefax 0 40/5 38 15 59

und über

Die beschriebenen Epilepsiezentren in Deutschland und der Schweiz:

Epilepsiezentrum Bethel
Mara I
Maraweg 21
33617 Bielefeld
Telefon 05 21/1 44 31 54

Epilepsiezentrum Kork
Landstraße 1
77694 Kehl-Kork
Telefon 0 78 51/8 40

Epilepsiezentrum Kleinwachau
Wachauer Straße 30
01465 Liegau-Augustusbad
Telefon 0 35 28/73 13 oder 73 35

Schweizerische Epilepsieklinik
Bleulerstraße 60
8008 Zürich
Telefon 01/3 87 61 11

Internationale Liga gegen Epilepsie-Europäische Mitglieder:

Bundesrepublik Deutschland
Prof. Dr. med. H. Stefan
Neurologische Universitätsklinik
Schwabachanlage 6
91054 Erlangen

Schweiz
Esther Hobi-Schärer
Schweizerische Liga gegen
Epilepsie
Postfach 1 29/Feldeggstraße 71
8023 Zürich/8008 Zürich
Telefon 41 13 38 05 31
Telefax 41 12 55 44 29

Österreich
Helmut Lechner
Neurologische Universitätsklinik
Auenbruggerplatz 22
A-8036 Graz

Ungarn
Peter Halasz
Postgraduate Medical School
Department of Neurology
Huvosvolgyi ut 116
Budapest, H-1021
Telefon: 36 11 76 33 77
Telefax: 36 11 76 34 02

Italien
R. Canger
Lega Italiana Contro L'Epilessia
Via Fogazzaro, 37
I-20135 Milano

Serbien
Mirjana Veselinovic
Institut za mentalno zdravlje
Palmoticeva 37
Belgrad
Telefon 38 11 32 53 16
Telefax 38 11 33 13 33

Tschechische Republik
V. Komarek
Department of Child Neurology
Faculty Hospital, Motol
15018 Prag 5
V Uvalu 84
Telefon 02 52 02 82
Telefax 02 52 00 82

Dänemark
Birthe Pedersen
Department of Neurology
Aalborg Sygenhus Syd
DK 1900 Aalborg

Frankreich
Claude Remy
Etablissement Medical La Teppe
F-26600 Tain – L'Hermitage
Telefon 0 11 33/75 07 59 64
Telefax 0 11 33/75 07 59 91

Niederlande
M. Engelsmann, M. D.
Ned. Liga Legen Epilepsie
Pahud de Nortangesdreef 61
3562 AB Utrecht

Polen
hab med J. Majkowski
P-00-416 Warschau
ul Czerniakowska 231
Telefax 48-2-625-1014

Schweden
Torbjorn Tomson
Department of Neurology
Soder Hospital
S-10064 Stockholm
Telefon 46-8-6 16 29 26
Telefax 46-8-6 16 29 17

Literatur

Berlit, Peter: Epilepsien. Informationen und Ratschläge. München 1994

Bichler, Hannelore: Der Blitz aus heiterem Himmel. Mein Leben mit Epilepsie. Wiesbaden 1991

Cooke, Sue: Zerzaustes Käuzchen. Die Emanzipation einer Epilepsiekranken. Frankfurt/Main 3/1990

Doermer, Laura: Moritz, mein Sohn. München 1990

Gastaut, Henri: Wörterbuch der Epilepsie. Stuttgart 1976

Matthes, Ansgar/Kruse, Rolf: Der Epilepsiekranke. Ratgeber für den Kranken, seine Familie, für Lehrer, Erzieher und Sozialarbeiter. Stuttgart 5/1989

Schmidt, Dieter: Epilepsien. Fragen und Antworten. München 2/1988

Schuster, Ursula: Michaels Fall. Mein Kind ist epilepsiekrank – Erfahrungs- und Ermutigungsbericht einer Mutter. Berlin 1990

Treichler, Rudolf: Vom Wesen der Epilepsie. Stuttgart 3/1991

Quellennachweis

Aus folgendem Werk wurde mit freundlicher Genehmigung der Bertelsmann Verlag GmbH zitiert:

Laura Doermer, Moritz mein Sohn, © C. Bertelsmann Verlag GmbH, München 1990.

Neurodermitis annehmen und bessern.

Neurodermitis ist nicht nur eine qualvolle Hautkrankheit. Sie ist eine Erkrankung des Menschen, der sich »in seiner Haut nicht wohl fühlt«. Weit über zwei Millionen leiden allein in unserem Sprachraum darunter. Die Ratlosigkeit ist so groß wie die Vielzahl der Therapien. Wie man die Neurodermitis annehmen und bessern kann, zeigt dieses Buch.

Katharina und Mathias Jung
Die aufgekratzte Seele – Neurodermitis
180 Seiten, Paperback

Leben mit Multipler Sklerose.

MS-Kranke, ihre Angehörigen und Freunde finden hier neben Informationen zu Forschung und Therapie bewegende Vorbilder für ein Leben mit MS – nicht ohne Krisen, aber doch voll Bejahung, Veränderung und Neuanfang.

Barbara Kamprad
Multiple Sklerose
Die Krankheit mit den vielen Gesichtern
160 Seiten, 12 Schwarzweißabbildungen,
Paperback

Neuigkeiten für vier Millionen Diabetiker

Diabetiker haben es heute weitgehend selbst in der Hand, ihren Blutzucker zu kontrollieren. Mit Spritzen, Pumpen und transplantiertem Gewebe kann das fehlende Hormon Insulin ersetzt werden. Obgleich diese Behandlung ein Leben lang andauert, ermutigt dieses Buch dazu, nicht für die, sondern mit der Krankheit zu leben: Allein, zu zweit, in Familie und Beruf

Stephan Kolb
Auf die Einstellung kommt es an – Diabetes
160 Seiten, mit Abbildungen, Paperback

KREUZ: Was Menschen bewegt.

Depression – die verkannte Krankheit.

Depressionen scheint jeder zu kennen. Depression hat jedoch viele Ursachen und Gesichter. Viele unserer Vorstellungen über diese Krankheit sind schlicht falsch. Dieses Buch beschreibt Forschungsstand, Erscheinungsformen und Therapien, räumt mit Vorurteilen auf und zeigt, wie man mit der Krankheit und mit depressiv Kranken besser leben kann.

Ursula Nuber
Die verkannte Krankheit.
Depression
160 Seiten, Paperback

Das große Vergessen.

Erstmals seit der Entdeckung der Alzheimer Krankheit vor rund 90 Jahren scheint es Hoffnung und Aussicht auf eine ursächliche Behandlung dieses schleichenden Verfalls des Denkvermögens zu geben. Darüber hinaus haben sich in der psychiatrischen Behandlung Fortschritte gezeigt, die das jahrelange Leiden für Kranke und Betreuer in ein lebenswertes Zusammenleben verwandeln können. Dieses Buch berichtet einfach und anschaulich über den neuesten Forschungsstand.

Annelies Furtmayr-Schuh
Die Alzheimer Krankheit
Das große Vergessen
160 Seiten, einige Schwarzweißabbildungen,
Paperback

KREUZ: Was Menschen bewegt.